Marie-Anne Mini-Dingremont

Therapeutisches Cannabis

Marie-Anne Mini-Dingremont

Therapeutisches Cannabis

Alzheimer, Epilepsie und Multiple Sklerose
mit Hanf behandeln

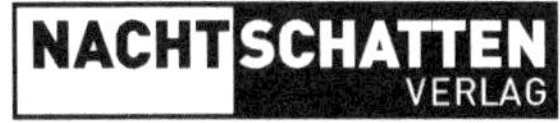

Impressum

Nachtschatten Verlag AG
Kronengasse 11
CH-4500 Solothurn
www.nachtschatten.ch
info@nachtschatten.ch

Übersetzung: Heidi Cervantes
Lektorat: Nina Seiler, Fachlektorat: Markus Berger
Korrektur: Jutta Berger
Layout: Nina Seiler, Beate Lang
Umschlag: Nina Seiler

Printed in EU
ISBN 978-3-03788-495-9

Der Nachtschatten Verlag wird vom Bundesamt für Kultur mit einem Strukturbeitrag für die Jahre 2021–2024 unterstützt.

Inhalt

4. Epilepsie

5. Multiple Sklerose (MS)

Anhang

Für meine Eltern; ohne sie hätte ich es nicht geschafft,
mich in meinem Leben zu verwirklichen.
Für meinen geliebten Sohn Theophyles, das Licht meiner
Existenz, der mich ermutigt und unterstützt hat;
für meine geliebte Schwester Betty
und meinen geliebten Bruder Philippe.

Danke.

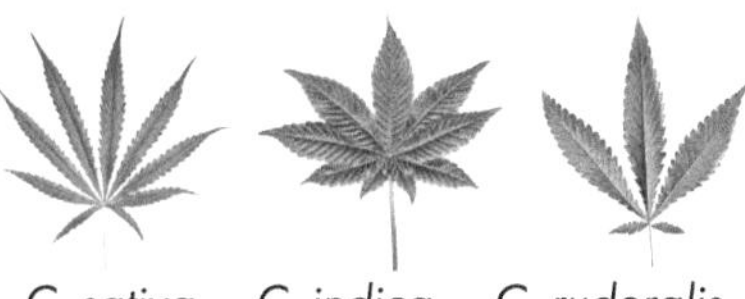

C. sativa *C. indica* *C. ruderalis*

Danke an unsere Romanautorin und Schriftstellerin
Sophie Carquain.

Warum dieses Buch?

Mein ganzes Leben war der Linderung von Leiden gewidmet: Nachdem ich zunächst als Krankenschwester und dann als Masseurin, Physiotherapeutin und Osteopathin gearbeitet hatte, davon 17 Jahre mit erwachsenen Querschnittsgelähmten (IMC), und dabei Colon-Hydro-Therapie, Musiktherapie, Jacquier-Luftballon und Familienaufstellungen nach Bert Hellinger praktiziert hatte, beendete ich meine Karriere als Arbeitsmedizinerin.

Nach meiner Pensionierung bereitete ich mich mit der Universität Sorbonne Paris-Nord auf ein Universitätsdiplom vor, das ich 2020 mit einer Arbeit zum Thema «Verwendung von therapeutischem Cannabis bei Schmerzen und Symptomen von Multipler Sklerose» erhielt. Ich vertiefte dann meine Kenntnisse an den Universitäten Montpellier und Paris-Saclay, indem ich 2021 ein interuniversäres Diplom (D.I.U.) für meine Arbeit «Therapeutische Perspektiven von medizinischem Cannabis bei Epilepsie» erlangte.

Um meinen Ansatz auszuweiten und um Pflegekräfte befragen zu können, die täglich mit Cannabis arbeiten, reiste ich im Mai 2021 nach Genf in das Geriatriezentrum Les Tilleuls, das seit 2017 fünfundfünfzig Patienten beherbergt; einige von ihnen leiden an Demenz, andere an der Alzheimer-Krankheit. Sie alle werden mit medizinischem Cannabis behandelt, mehr oder weniger gleichzeitig mit einer klassischen medikamentösen Behandlung; einige Personen, die entwöhnt sind, werden sogar nur mit therapeutischem Cannabis behandelt.

Da mich das Thema begeistert und ich von dem immensen therapeutischen Potenzial dieser Pflanze für das Wohlbefinden der Patienten überzeugt bin, ist es mir ein Anliegen, die medizinischen Fortschritte, die großartigen Vorteile und die Rolle, die therapeutisches (oder medizinisches) Cannabis bei Alzheimer, Epilepsie und Multipler Sklerose spielen kann, mit einem weniger erfahrenen und weniger informierten Publikum zu teilen. Dieses Buch soll in erster Linie informieren und Mut machen.

Notabene:

Es ist wichtig, eine medizinische Fachperson zu konsultieren: Ärzte, Apotheker oder Pflegefachkräfte, die Sie über die medizinische Verwendung von Cannabis je nach Symptomen, Wechselwirkungen mit Medikamenten, Kontraindikationen und Nebenwirkungen beraten können. Eine Selbstmedikation sollte vermieden werden.

Einführung

Kurze Historie: Cannabis als Medizin

Das Bedürfnis, sich mit Heilpflanzen selbst zu behandeln, erfährt seit einigen Jahren einen äußerst lebhaften Aufschwung. Das geht so weit, dass fast jeder zweite Franzose seine Grundbehandlung mit Pflanzen ergänzt. Der französische Senat hat im April 2018 sogar einen Informationsauftrag zum Thema «Entwicklung der Kräuterkunde und der Heilpflanzen» beschlossen. Man darf nicht vergessen, dass mehr als zwei Drittel aller Arzneimittel aus dem Pflanzenreich stammen. Ein relativ bekanntes Beispiel ist Aspirin, das aus der Weidenrinde synthetisiert wird.

Im **18. Jahrhundert** konsumierten berühmte französische Schriftsteller und Künstler Cannabis, darunter der Dichter Théophile Gautier vom «Klub der Haschischesser» [1], Alexandre Dumas (der seine Erfahrungen in seinem Buch *Der Graf von Monte Christo* niederschrieb), Charles Baudelaire und der Maler Eugène Delacroix. Vincent Van Gogh nutzte sie auf eine andere Weise: Er malte auf Hanfleinen.

Bereits in den 1800er Jahren wurde in Westeuropa therapeutisches Cannabis in Form einer alkoholischen Tinktur zur Behandlung von Krampfanfällen eingeführt. 1890 veröffentlichte die bekannte Zeitschrift *The Lancet* eine erste Zusammenfassung der Wirkungen von medizinischem Cannabis in einem Artikel, den John Russell Reynolds, der Arzt von Königin Victoria, verfasst hatte [2]. Gegen Ende des 19. Jahrhunderts war die Anerkennung von Cannabisprodukten als Arzneimittel in Europa weit verbreitet; die Firma **Merck** aus Darmstadt in

Deutschland war damals der größte europäische Hersteller von Cannabispräparaten.

Im 20. Jahrhundert, genauer gesagt im Jahr 1925, wurde Cannabis in den ersten internationalen Vertrag zur weltweiten Drogenkontrolle einbezogen – das Internationale Opiumabkommen, das 1912 in Den Haag unterzeichnet worden war.

1940 wurde das in der Pflanze sehr häufig vorkommende Cannabidiol (CBD) erstmals von einem US-amerikanischen Forscherteam unter der Leitung des Chemikers Roger Adams isoliert [2bis].

1961 wurde am Sitz der Vereinten Nationen (New York) das **Einheitsabkommen über die Betäubungsmittel** (Single Convention on Narcotic Drugs) verabschiedet, das mehrere bestehende Abkommen zur Drogenkontrolle zusammenfasste. Es enthält eine genaue Liste aller kontrollierten Substanzen, darunter Cannabis, Opium und Kokain, regelt deren missbräuchliche und therapeutische Aspekte und führt das internationale Gremium zur Suchtstoffkontrolle ein.

1963 gelang es einem israelischen Forscherteam unter der Leitung des Chemikers **Raphael Mechoulam,** die chemische Struktur von Cannabis präzise zu identifizieren. Im darauffolgenden Jahr konnten sie THC isolieren und diese Moleküle synthetisieren. Die Arbeiten dieses Pioniers und seiner Mitarbeiter eröffneten ein neues Feld zur Erforschung der pharmakologischen Aktivität der Cannabisbestandteile und ermöglichten so die Renaissance der Pflanze in den internationalen Labors (Zeitschrift *Le scientifique* 2006) [3].

Seit 1996 ist Kalifornien der erste Bundesstaat der Vereinigten Staaten, der mit der Verabschiedung von **Proposition 215,** auch ***Compassionate Use Act*** genannt, Cannabis für rein medizinische Zwecke legalisiert hat. Das California Department of Public Health (das Gesundheitsministerium) listet die Krankheiten und Symptome auf, die eine Person daran hindern, ein normales Leben zu führen, und ermöglicht so Patienten mit diesen Krankheiten den legalen Zugang zu medizinischem Cannabis.

1997 gründete der Forscher **Dr. med. Franjo Grotenhermen,** eine Schlüsselfigur der Bewegung für die therapeutische Verwendung von Cannabis in Europa [4], die IACM (International Association for Cannabinoid Medicines), die sich hauptsächlich mit klinischen Aspekten im Zusammenhang mit therapeutischem Cannabis befasst – eine Premiere in Europa.

2004 legalisierte **Vermont,** ein weiterer amerikanischer Bundesstaat, medizinisches Cannabis. Die Apotheken stehen denjenigen offen, die einen staatlich anerkannten medizinischen Ausweis für folgende Krankheiten besitzen: Multiple Sklerose, Krebs, posttraumatische Belastungsstörung (PTSD), Epilepsie, chronische Schmerzen und Übelkeit. Es ist außerdem der erste US-Bundesstaat, der Cannabis für den Freizeitgebrauch per Parlamentsbeschluss eingeführt hat (Quelle: cannaconnection.fr, aktualisiert am 13. August 2020).

2014 wurde in Frankreich die Anwendung von CBD zur Behandlung von Multipler Sklerose zugelassen. Es handelt sich dabei um **Sativex,** ein Medikament, das aus der Hanfpflanze *Cannabis sativa* L. gewonnen wird: schmerzstillend, schmerzlindernd, krampflösend. Paradoxerweise wurde es jedoch – aufgrund fehlender Wirtschaftsabkommen zwischen den Arzneimittelherstellern und der Nationalen Agentur für Arzneimittelsicherheit (ANSM) – nicht vermarktet.

2017 erschien das Buch *Les plantes antidouleur* (Pflanzen gegen Schmerzen), in dem Cannabis als Mittel zur Linderung von Multipler Sklerose, Gelenkschmerzen und Migräne genannt wird. Der Autor Kurt Hostettmann, ein führender Experte, Doktor der Chemie und Honorarprofessor an den Universitäten Genf, Lausanne, Nanjing, Shandong und der Chinesischen Akademie der Wissenschaften in Shanghai, hat sich auf Heilpflanzen und Phytoarzneimittel spezialisiert.

Ebenfalls 2017 beschloss Argentinien, medizinisches Marihuana für Patienten mit schwerer Epilepsie kostenlos zur Verfügung zu stellen. Dank Valéria Salech, der Vorsitzenden der NGO Mamà Cultiva Argentina, wurde das am 12. November veröffentlichte Gesetz in einem wichtigen Punkt geändert: Es wird die Möglichkeit geschaffen, medizinisches Cannabis auch für andere Erkrankungen zu verschreiben.

2018 veröffentlichte die **WHO** ihre Schlussfolgerungen zu den Ergebnissen des vorläufigen Expertenberichts über den medizinischen Wert von Cannabis: CBD (reines Cannabidiol) sollte als kontrollierte Substanz eingestuft werden, da die kritische Analyse der wissenschaftlichen Daten keine Fälle von Missbrauch, Abhängigkeit oder Gesundheitsproblemen ergeben hat. Gleichzeitig kündigte in Frankreich die dem Gesundheitsministerium unterstellte ANSM (Agence Nationale de Sécurité du Médicament et des Produits de Santé, Nationale Agentur für die Sicherheit von Arzneimitteln und Gesundheitsprodukten) die Gründung eines temporären wissenschaftlichen Sonderausschusses an. Dieser gab am 13. Dezember 2018 eine positive Stellungnahme zur Erprobung von therapeutischem Cannabis ab; die ANSM schloss sich den Schlussfolgerungen des Komitees an und erklärte mit Blick auf die internationale Covid-19-Situation, Ende 2019 eine Testphase zu starten. Die **Verschreibung von therapeutischem Cannabis** hat am 26. März 2021 begonnen und wird im März 2023 enden, wie der Gesundheitsminister Olivier Véran bekanntgab.

Im Jahr 2019 publizierte **Dr. Joseph Michael Mercola,** Arzt und Osteopath in Chicago, USA, Spezialist für alternative Medizin und seit 2012 Mitglied des American College of Nutrition, zahlreiche Artikel über die älteste Anbaukultur der Welt. Darin bezog er sich auf die Entwicklung dieser außergewöhnlichen Pflanze und ihre Fähigkeit, eines der wichtigsten physiologischen Systeme des Körpers, das **Endocannabinoid-System (ECS)**, zu regulieren. Dr. Mercola machte kürzlich in einem Artikel mit dem Titel «Die vielen medizinischen Vorteile von Cannabis und Cannabidiol (CBD)» auf dieses Thema aufmerksam. Mit dem Hinweis auf das Fehlen von Nebenwirkungen und indem er alle anderen positiven Eigenschaften hervorhebt, erklärt er, dass es keinen Grund für die aggressive Haltung der Food and Drug Administration (FDA) gegenüber CBD zu geben scheine – außer «einer möglichen Verflechtung mit der globalen Pharmaindustrie». [5] Im selben Jahr finanzierten in **Kanada** die CIRS (Institute for Health Research in Canada) und ihre Partner die Forschung zu medizinischem Cannabis bei der Behandlung von Schmerzen und Symptomen bei Multipler Sklerose (MS) und zur Stressbewältigung bei Erwachsenen. In Kanada ist therapeutisches Cannabis seit 2000 zugelassen (Collège des médecins du Québec, aktualisiert 09/2018).

Dr. Fréderic Pescatore, Arzt für Naturheilverfahren und Vorsitzender der Internationalen und Amerikanischen Vereinigung für Klinische Ernährung, schreibt in seinem Newsletter Logical Health Alternatives vom August 2019, dass CBD «sicher, wirksam und natürlich» sei.

Seit Januar 2020 erlaubt die Europäische Kommission den Verkauf von **Epidiolex,** einem Medikament auf der Basis von natürlichem Cannabidiol (CBD), das gegen Krampfanfälle, Angstzustände und als Antioxidans wirkt. In Frankreich ist es im Rahmen einer befristeten Genehmigung zur Verwendung (ATU) bei der Notfallversorgung im Krankenhaus erhältlich. Laut dem Nationalen Institut für Gesundheit und medizinische Forschung sind 600 000 Menschen in Frankreich von Epilepsie betroffen, davon 50 Prozent Kinder (INSERM 2018).

Am 23. Oktober 2020 erlaubte das Europäische Parlament **Industriehanf** mit einem THC-Gehalt von 0,3 Prozent innerhalb der Mitgliedsländer der Gemeinsamen Agrarpolitik (GAP), verbot jedoch die Verwendung der Blüten. Einen Monat später veröffentlichte die Nachrichtenagentur Agence France Presse (AFP) folgende Meldung: «Der Gerichtshof der Europäischen Union hat das französische Verbot der Vermarktung von Cannabidiol (CBD) für rechtswidrig erklärt und betont, dass dieses in Hanf (oder *Cannabis sativa*) vorkommende Molekül weder eine psychotrope noch eine schädliche Wirkung auf die menschliche Gesundheit hat.»

In Frankreich umfasste der von Gesundheitsminister Olivier Véran vorgelegte Finanzplan für die Krankenversicherung 2020 einen zweijährigen **Pilotversuch mit therapeutischem Cannabis** an 3000 Patienten mit Epilepsie, Multipler Sklerose und neuropathischen Schmerzen (Alzheimer) ab Januar 2021 (Dekret vom 9. Oktober 2020). Die Rezepte würden zu

Beginn von freiwilligen Krankenhaus- und Stadtärzten ausgestellt und von freiwilligen Apothekern abgegeben werden. Um alle Gebiete in Frankreich zu erreichen, müssen Pflegepersonal, Masseure und Physiotherapeuten als Freiwillige in die Beratung der Patienten zu Hause einbezogen werden. Storz und Bickel, ein deutsches Unternehmen, wird gemäß der Entscheidung der ANSM für den Versuch seine Mighty-Vaporizer liefern. Die Vaporizer werden an Apotheken und Krankenhäuser abgegeben.

Ebenfalls im Jahr 2020 wurde in Australien Epidiolex, das Cannabisöl des englischen Unternehmens GW Pharmaceuticals, von der Therapeutic Goods Administration (TGA, Regulierungsbehörde des australischen Gesundheitsministeriums) zur Behandlung von epileptischen Anfällen im Zusammenhang mit dem Lennox-Gastaut-Syndrom und dem Dravet-Syndrom bei Kindern ab 2 Jahren zugelassen.

Am 19. November 2020 erklärte der Europäische Gerichtshof im Urteil Nr. 141/2020 Rechtssache C-663/18; B S und C A = Vermarktung von Cannabidiol-CBD, dass **CBD kein Betäubungsmittel** sei. Das Gericht stellte fest, dass die Substanz keine Gefahr für die menschliche Gesundheit darstelle und dass ein Mitgliedstaat die Vermarktung von CBD, das in einem anderen Mitgliedstaat rechtmäßig hergestellt wurde, nicht verbieten dürfe, wenn es aus der gesamten *Cannabis-sativa*-Pflanze und nicht nur aus ihren Fasern und Samen gewonnen wird.

Es sei daran erinnert, dass therapeutisches Cannabis kein Ersatz für allopathische Behandlungen ist und nur von Angehörigen der Gesundheitsberufe verschrieben und angewendet werden sollte.

Ende November 2020 begann in den Niederlanden ein 1,9 Millionen Euro teures gemeinsames Forschungsprojekt des niederländischen Neurologen Dr. Geert Jan Groeneveld, des Center for Human Drug Research (CHDR), des Niederländischen Instituts für klinische Arzneimittelforschung und des Leiden University Medical Center (LUMC), um das richtige **Verhältnis von THC und CBD** bei neuropathischen Schmerzen zu finden. Externe Labore liefern das Rohmaterial und stellen THC- und/ oder CBD-Tabletten oder -Kapseln her.

Seit dem 1. Mai 2021 wird CBD (Cannabidiol) in der Europäischen Union **nicht mehr als Betäubungsmittel eingestuft.** Da es sich nicht um ein gefährliches Produkt handelt, muss die Vermarktung und der Vertrieb von CBD-Öl, CBD-Blüten, CBD-Liquids und Hanffasern vereinheitlicht werden.

Cannabis ist nicht gleich Cannabis. Das Ziel dieses Buches ist es, die breite Öffentlichkeit, Patienten und Pfleger über die Vorteile der Verwendung von sogenanntem therapeutischem Cannabis zu informieren. Es kommt häufig zu Verwechslungen, da es, vereinfacht gesagt, drei verschiedene Kategorien von Hanf gibt, deren lateinische Bezeichnung Cannabis lautet.

1. **Cannabis für den Freizeitgebrauch**: Je nach Sorte kann es angebaut oder synthetisch, d. h. ohne die Pflanze *(ruderalis, sativa, indica)* gewonnen werden, um einen gigantischen THC-Gehalt von 20 bis 28 Prozent oder mehr zu erreichen, ganz zu schweigen von den toxischen Inhaltsstoffen, die hinzugefügt werden, um einen halluzinatorischen Zustand zu erzeugen. Toxisch sind sie vor allem für Jugendliche, bei denen die Gehirnentwicklung noch nicht abgeschlossen ist. Es ist ein

psychotroper, suchterzeugender, berauschender Stoff, den die Weltgesundheitsorganisation (WHO) als Betäubungsmittel einstuft.

2. Das sogenannte **«Wellness-Cannabis»**: 2019 stuft die WHO CBD-Cannabis aus Tabelle IV des Einheitsabkommens über die Betäubungsmittel herab und empfiehlt, dass die Pflanze und ihr Harz nach ihrem THC-Gehalt sowie entsprechende Cannabinoid-Zubereitungen in Tabelle III aufzunehmen, wo sie als am wenigsten schädliche Substanz eingestuft wird. «Wellness»-Cannabis ist Cannabis, aus dem ein variabler Prozentsatz an CBD (Cannabidiol) mit einem THC-Gehalt von höchstens 0,2 bis 0,3 Prozent gemäß der europäischen Norm extrahiert wird. Es bleibt psychotrop, wirkt aber nicht berauschend und hilft bei Angstzuständen, Stress, Schlaflosigkeit und Schlafstörungen.

3. **Medizinisches oder therapeutisches Cannabis:** Hierbei handelt es sich um Cannabis, dessen Produktion von der Genetik der Samen bis zur Ernte strikt reglementiert ist und das gemäß der Richtlinien der Guten Herstellungspraxis (Good Manufacturing Practice, GMP) und unter Aufsicht der ANSM in streng überwachten Kontrolllaboren kultiviert wird. Das gilt für Extrakte aus der gesamten Pflanze – von Cannabisblüten, die zur Inhalation verwendet werden, bis hin zur Herstellung von Ölen, die sublingual eingenommen werden. Cannabis-Arzneimittel sind Fertigprodukte, die derzeit nur von Ärzten in Krankenhäusern verschrieben werden, künftig aber auch von freiwilligen Ärzten, Apothekern und Medizinalpersonen, die von der ANSM aufgelistet sind, verordnet werden dürfen.

Botanik des Hanfs

Der Gewöhnliche Hanf, *Cannabis sativa* L., stammt aus Zentralasien. Der Mensch hat den Hanf seit den Anfängen der Zivilisationen sowohl wegen seines landwirtschaftlichen Nutzens (Fasern und Samen) als auch wegen seiner medizinischen und psychoaktiven Eigenschaften (hauptsächlich Blüten) verwendet. Spuren des Anbaus wurden im Mittelmeerraum gefunden, wo die Fasern seit der Antike, ab dem 5. Jahrhundert v.Chr., verwendet wurden. Die Araber brachten Cannabis in den Westen, wo es zur Herstellung von Stoffen, Seilen und zur Isolierung verwendet wurde. Es ist auch bekannt, dass die Chinesen im 15. Jahrhundert Cannabis zur Behandlung von rheumatischen Schmerzen einsetzten. Anfang des 20. Jahrhunderts verwendeten die Leute in Frankreich noch die ganze Pflanze.

Der landwirtschaftliche Hanf, auch Faserhanf genannt (*Cannabis sativa* var. *sativa*), ist eine zweihäusige, einjährige Pflanze derselben Gattung wie der Indische Hanf (*Cannabis sativa* var. *indica*), mit dem Unterschied, dass er so gezüchtet wurde, dass sein Gehalt an Tetrahydrocannabinol (THC), dem hauptwirksamen psychotropen Molekül, gemäß den europäischen Vorschriften zumeist auf 0,2 Prozent begrenzt ist.

Die Samen der Hanfpflanze enthalten im Gegensatz zu den Blüten keine Cannabinoide.

Heute werden zweihäusige Pflanzen durch einhäusige Hanfpflanzen (*Cannabis sativa)* ersetzt, ein gemeinsames Kultivierungsergebnis des Hanfproduzentenverbands Fédération Nationale des Producteurs de Chanvre (FNPC) und des INRA in Montpellier (Referenz: Nunti-Sunya-Hanf vom Atlantik).

Im Jahr 1785 beschrieb der französische Naturforscher Baptiste Lamarck eine weitere Art, *Cannabis indica* (Indischer Hanf). Im Jahr 1839 führte der irische Arzt Dr. William O'Shaughnessy die Produkte der in Indien schon lange medizinisch verwendeten *Cannabis indica* (Marihuana und Haschisch) in die westliche Medizin ein. Er beobachtete, dass die Cannabis-Arten *sativa* und *indica* in allen physischen Merkmalen identisch waren, egal ob in Europa, Indien oder Asien. Er stieß jedoch auf einen bemerkenswerten Unterschied bei den Herkunftsgebieten: Die erhöhte Harzsekretion war bei der in Europa angebauten Art praktisch nicht vorhanden.

- Die **Indica-Art** ist eine niedrige Pflanze mit breiten Blättern. Kompakter als die Sativa, blüht schnell. Mit einem höheren CBD-Gehalt.
- Die **Sativa-Art** ist eine hohe Pflanze mit schmalen Blättern. Wächst hoch und dünn, verbraucht weniger Chlorophyll und braucht daher länger, bis sie blüht. Mit einem geringeren CBD-Gehalt.

Karl Hillig, Forscher an der Indiana University, veröffentlichte 2004 eine Studie über die Vielfalt der Cannabissorten. Er änderte den Namen aller faserigen Sorten in *Cannabis sativa* und beobachtete, dass *C. indica* genetisch vielfältiger ist als die anderen und dass es wild wachsendes Cannabis gibt, *C. ruderalis,* den Vorfahren des schmalblättrigen Hanfs.

Derzeit sind alle Cannabissorten Hybriden aus drei Arten: *C. indica, C. sativa* und *C. ruderalis,* die die regionalen Marihuanasorten darstellen, und die Art *C. afghanica,* die ihrerseits eine regionale Haschischsorte darstellt. Durch die Kombination von Sorten mit verschiedenen regionalen

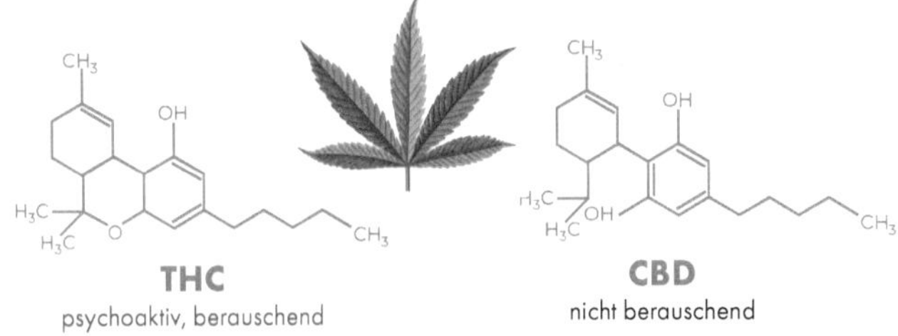

Genomen konnte die Bandbreite der medizinischen Cannabissorten und der Cannabishybriden für den Freizeitgebrauch entstehen.

Die Familie der *Cannabaceae* umfasst nach der alten taxonomischen Aufstellung zwei Gattungen: *Cannabis* und *Humulus*. Heutzutage sind diverse Gattungen mehr hinzugefügt worden – doch das ist für dieses Buch nicht relevant, zumal auch die Botaniker sich über die taxonomischen Systeme nicht immer einig sind. In Frankreich findet man den Hopfen *Humulus lupulus* L. und den Hanf *Cannabis sativa* L.

Cannabis ist eine einjährige Pflanze; die meisten Cannabissamen keimen zwischen drei und sieben Tagen nach der Pflanzung. Der Kelch besteht aus fünf freien (männliche Blüten) oder teilweise verwachsenen (weibliche Blüten) Kelchblättern. Die Oberseite der Kelchblätter ist mit drüsigen Trichomen bedeckt, die als Kultivare bezeichnet werden. Die weiblichen Blüten bestehen aus zwei Fruchtblättern. Die Frucht ist ein Nüsschen mit albuminisiertem Samen sowie mit einem gekrümmten Embryo bei der Gattung *Cannabis* und einem eingerollten Embryo bei der Gattung *Humulus*.

Weibliche Pflanzen produzieren zahlreiche Blüten und mehr THC als männliche Pflanzen. Eine unbefruchtete weibliche Cannabispflanze wird in ihrem Harz weitaus konzentriertere medizinische Substanzen produzieren als männliche Pflanzen. Die medizinisch interessantesten Verbindungen werden im Harz der Blüten zu finden sein.

Es gibt drei Cannabissorten: **Indica** (entspannend am Abend), **Sativa** (Energie am Tag, steigert die Konzentration, Wohlbefinden) und **Ruderalis** (wilder Hanf); jedes Mal, wenn zwei Genetiken gekreuzt werden, entsteht eine neue Sorte mit einzigartigen organoleptischen Eigenschaften. Die Zusammensetzung der Terpene variiert je nach Cannabissorte (Sativa- oder Indica-dominiert).

Indica-Pflanzen wachsen fächerförmig, die Blätter und die Pflanze sind eher breit. Sie blühen nach 7 bis 9 Wochen, in denen die Pflanze ihre Blüten oder Knospen ausbildet. Sie haben eine höhere Konzentration an Limonen und Myrcenen, was ihnen eine beruhigende Wirkung verleiht, die vor allem bei der Linderung von Schmerzen, Krämpfen und Muskelentzündungen hilfreich ist. Außerdem wirkt ihr beruhigender Effekt auf das Gehirn und lindert so Stress, Angstzustände und Schlaflosigkeit.

Sativa-Pflanzen neigen dazu, höher zu wachsen, haben einen schlankeren Wuchs, blühen länger und sind erst nach zehn Wochen reif. Ihr Gehalt an den Terpenen Caren,1-8-Cineol und Terpinolen ist höher. Sativa-Genetik besitzt vor allem kreativ stimulierende und energiespendende Eigenschaften, was vielleicht auch der Grund dafür ist, dass sie bei Künstlern so beliebt ist. Ihre psychoaktiven Effekte tragen dazu bei, Depressionen zu bekämpfen und das Gedächtnis und die Konzentration zu verbessern.

Die meisten Genetiken auf dem Markt sind Hybriden oder sogar Polyhybriden. Diese Stämme sind das Ergebnis der Kreuzung verschiedener Sorten, die einen Indica-Sativa-Gencode besitzen. Die gezüchteten Sorten mit einem hohen CBD-Gehalt und einem fast nicht vorhandenen THC-Gehalt ermöglichen die Behandlung verschiedener Schmerzen, bestimmter psychischer Störungen und die Stärkung der Knochenmasse.

Laut Dr. Grotenhermen ist es möglich, die Pflanzen im Freien in einem gemäßigten Klima anzubauen. Die Pflanzen benötigen 15 bis 18 Stunden natürliches oder künstliches Licht. Sobald die Blütezeit beginnt und das Geschlecht der Pflanzen bestimmt werden kann, werden die männlichen Pflanzen entfernt. Dieses Verfahren nennt man Sinsemilla, vom spanischen *sin semilla* (= ohne Samen). Der THC-Gehalt in den Blüten und Blättern der weiblichen Pflanzen ist durch dieses Verfahren doppelt so hoch. Nach der Ernte wird das Gras zwei Wochen lang an einem gut belüfteten, trockenen Ort bei einer Raumtemperatur von 20–22 °C gelagert, um Schimmel zu vermeiden, der die Pflanze ungenießbar macht. Cannabisprodukte werden in einer luftdichten Dose im Kühlschrank oder Gefrierschrank aufbewahrt. Bei medizinischem Cannabis werden die Bestandteile der Blätter und Blüten genutzt, die eine hohe Konzentration an Cannabinoiden aufweisen.

Begriffserklärungen

L. Symbol für den schwedischen Arzt und Botaniker Dr. Carl von Linné, der 1753 die Namen von 6000 Pflanzen ins Lateinische übersetzte, um eine universelle botanische Sprache zu ermöglichen.

Zweihäusig Bezeichnet Pflanzen, die an verschiedenen Ständen männliche oder weibliche Blüten tragen; die zweihäusige Pflanze trägt nur Früchte, wenn zwei Stände, ein männlicher und ein weiblicher, nahe genug beieinanderstehen, um die Fortpflanzung zu gewährleisten.

Monözisch (einhäusig): Pflanze, die an verschiedenen Zweigen männliche und weibliche Blüten hat.

INRA Nationales Institut für Agrarforschung in Frankreich.

Psychotrop Bezeichnet Substanzen, die auf die Gehirnaktivität (das zentrale Nervensystem) einwirken, die geistige Aktivität, die Wahrnehmung, das Bewusstsein und die Psyche verändern, die Stimmung stabilisieren.

Trichom Kleine Harzdrüse, die den Blütenkopf von Cannabispflanzen bedeckt. Sie gleicht einem Faden, der einen Stiel und einen kugelförmigen Kopf hat. In ihrem Inneren werden Cannabinoide und Terpene gespeichert, die in der Phytotherapie nützlich sind.

Kultivar Eine Sorte von Pflanzen, die aufgrund ihrer besonderen Eigenschaften ausgewählt und gezüchtet wird.

Hybride Durch Kreuzung von Sorten entstanden.

Sepalen Kleine, meist grüne Blätter, die das Innere der Blüte schützen; zusammen bilden sie den Kelch.

Fruchtblatt weibliche Schutzhülle; verwandelt sich nach der Befruchtung in eine Frucht.

Aene trockene, eiförmige, glatte, gräuliche Frucht; enthält nur einen Samen, der sich bei Reife nicht öffnet. Dazu gehören die Kastanien und die Bucheckern (Buchenfrüchte). In der Cannabispflanze ist die Aene reich an Öl.

Marihuana Getrocknete Cannabisblüten.

Haschisch Harz, das von den Spitzen der Blüten abgesondert wird. Es kann auch ein Öl daraus gewonnen werden.

Organoleptisches Merkmal Alles, was die Sinne anregt: Geschmack, Geruch, Aussehen, Farbe.

Terpene und Flavonoide

Unter den über 220 Inhaltsstoffen von Cannabis sind Flavonoide und Terpene am besten erforscht.

Terpene (von Terpen) sind stark riechende Kohlenwasserstoffe, die in vielen Pflanzen mit charakteristischem Geruch vorkommen (Rosmarin, Pfefferminze, Kiefer, Teebaum). Sie schützen die Pflanze vor allem vor großer Hitze (was auch durch die Viskosität des Cannabisharzes unterstützt wird, das die Feuchtigkeit in der Pflanze aufrechterhält). Außerdem verstärken sie die Wirkung der Cannabinoide und haben zahlreiche therapeutische Eigenschaften: antiseptisch, antimykotisch, antibakteriell, angstlösend, antidepressiv, entzündungshemmend, beruhigend. Es handelt sich um Kohlenwasserstoffe, die nur aus Kohlenstoff und Wasserstoff bestehen. Terpenoide werden wegen ihrer aromatischen Eigenschaften häufig verwendet; typischer Duft von Eukalyptus, Zimt, Nelken und Ingwer. Sie wirken auch antibakteriell. Das Zusammenspiel von Cannabinoiden und Terpenen hat einen Entourage-Effekt zur Folge, also einen Synergieeffekt, der Schmerzen, Entzündungen, Depressionen, Angstzustände, Sucht und Epilepsie beeinflusst. Dieser Entourage-Effekt belegt den Unterschied zwischen Extrakten aus der ganzen Pflanze und reinen, isolierten Cannabinoiden.

Die bekanntesten Terpene sind Caryophyllen, Citral, Menthol und Campher. Es gibt zahlreiche andere, von denen viele in der Cannabispflanze vorkommen. So unterscheidet man

- Limonen, das auch in den Schalen von Zitrusfrüchten, Pfefferminze, *Passiflora incarnata,* Eukalyptus und Rosmarin vorkommt. Es wirkt beruhigend, muskelentspannend, schleimlösend, allergieauslösend und ist hilfreich bei Appetitlosigkeit.

- **Myrcen,** das in Minze, Kiefer, Ylang-Ylang, Hopfen usw. vorkommt, wirkt antioxidativ, entzündungshemmend, antidepressiv und sedativ. In einer Cannabispflanze wird eine Konzentration von mehr als 0,5 Prozent Myrcen zu Indica führen; unter 0,5 Prozent zu Sativa.
- **Pinen,** das in Ingwer, Terpentin, Kiefer und Rosmarin vorkommt, ist ein starkes entzündungshemmendes, antibakterielles, antiseptisches, schmerzstillendes, angstlösendes und stimmungsaufhellendes Mittel.
- **Caryophyllen** ist das einzige bekannte Terpen, das mit dem Endocannabinoid-System interagiert. Charakteristischer Geruch nach Gewürznelken, Zimtblättern. Es weist antioxidative und anxiolytische Eigenschaften auf und kann bei neuropathischen Schmerzen wirksam sein. Forscher der Universität Bonn und der Eidgenössischen Technischen Hochschule ETH in Zürich haben die entzündungshemmenden, schmerzlindernden Eigenschaften von β-Caryophyllen entdeckt.
- **Guaiol** ist ein Terpen, das in geringen Mengen in Cannabis vorkommt; es hat ein Kiefernaroma, wirkt antimikrobiell, entzündungshemmend und tumorhemmend.
- **Terpinolen i**st ein häufiger Bestandteil von Rosmarin und Salbei und hat eine antidepressive Wirkung. Es reduziert psychische Erregung und Angstzustände und macht schläfrig.
- **Humulen,** ein Terpen, das im Harz der Trichome vorkommt, ist aufgrund seines würzigen Geruchs (wie Ingwer, der auch in Hopfen, Nelken und Ginseng vorkommt) Teil des

Abwehrsystems der Pflanze gegen Insekten. Es wirkt tumorhemmend, entzündungshemmend, antibakteriell, schmerzlindernd und zügelt den Appetit.

- **Linalol,** das man typischerweise im Duft von echtem Lavendel, Orangenbaum und Jasmin findet; entzündungshemmend, schmerzstillend, antidepressiv, entspannend, krampflösend, angstlösend, allergisierend.
- das in der Polei-Minze (*Mentha pulegium*) und in der Frauenminze *(Hedeoma pulegioides)* vorkommende **Pulegon,** das auch der Pfefferminze und dem Campher ihr Aroma verleiht, hat sedierende Eigenschaften und kann einige Nebenwirkungen von THC wie den Verlust des Kurzzeitgedächtnisses abschwächen.
- **Geraniol** duftet nach Rosen- und Zitrusaroma und wird in der Kosmetik eingesetzt. Es ist vielversprechend bei der Behandlung von Neuropathie.
- **Eukalyptol,** auch 1,8-Cineol genannt, das in *Eukalyptus polybractea* und auch im Kampferbaum vorkommt, erhöht den Blutfluss im Gehirn; es wirkt antiviral, antiinfektiös, entzündungshemmend und spasmolytisch.

Flavonoide (nicht psychotrop) sind natürliche chemische Verbindungen, die für die Farbvielfalt von Pflanzen und Früchten verantwortlich sind. Sie schützen sie vor allem vor Oxidation und aggressiver Sonneneinstrahlung und tragen auch zum Geschmack bei. Bei Cannabis spielen Flavonoide daher eine wichtige Rolle für das Aroma und die Farben der einzelnen Sorten. Es gibt fast 5000 verschiedene Flavonoide, darunter Quercetin (Zwiebeln, Brokkoli u.a.), Flavonone (Zitronen), Catechine (Tee, Rotwein) und Anthocyanine (rote Früchte, Weintrauben, Heidelbeeren, Kakao, Äpfel u.a.). Flavonoide gehören zur Familie der Polyphenole und sind starke Antioxidantien, Venentonika sowie entzündungshemmende Mittel, die Diabetes und Herz-Kreislauf-Erkrankungen vorbeugen.

In Kombination mit Terpenen sollen Flavonoide neurochemische Effekte besitzen, die es ermöglichen, die Wirkstoffe von Cannabis zu regulieren, insbesondere die durch THC erzeugten Ängste zu reduzieren. Bestimmte Flavonoide, die **Cannflavine** genannt werden, kommen nur in Hanf vor, und zwar überwiegend in der Pigmentierung von Pflanzen und Blüten, um Bestäuber anzulocken. **Cannflavin A** ist neuroprotektiv und hat sehr interessante entzündungshemmende Eigenschaften. Die **Cannflavine B und C** wurden ebenfalls untersucht (Quercetin, Silymarin), da sie antioxidative, antimykotische und krebshemmende Eigenschaften haben. Terpene in Kombination mit Flavonoiden sollen neurochemische Effekte haben; dieser Entourage-Effekt zeigt den Unterschied zwischen Extrakten aus der ganzen Pflanze und reinen, isolierten Cannabinoiden.

Bis heute wurden mehr als 20 Flavonoide in Cannabis identifiziert. Die wichtigsten sind:

- **Quercetin**, das in vielen Pflanzen vorkommt, z. B. in roten Zwiebeln, Brokkoli, Kapern und in der Schale von Bio-Äpfeln; es hilft, die Neurogenese im Gehirn zu fördern, die für die Gedächtnisfunktion und das Lernen verantwortlich ist. Hat eine starke antioxidative Wirkung, ist antiallergisch und entzündungshemmend. Wie andere Flavonoide soll es nützlich sein, um das Wachstum vieler Arten von Krebszellen zu hemmen.

- **Kaempferol** mit antiviralen, antioxidativen, antidepressiven und antikarzinogenen Eigenschaften kann möglicherweise die Entwicklung bestimmter koronarer Herzerkrankungen verhindern, wenn es bewusst in die tägliche Ernährung integriert wird.
- **Vitexin** hat antioxidative, krebshemmende, entzündungshemmende, antihyperalgetische und neuroprotektive Wirkungen. Darüber hinaus besitzt es ein vielversprechendes antiasthmatisches Potenzial.
- **Apigenin,** das häufig in hohen Konzentrationen in zahlreichen Pflanzen – wie z. B. der Kamille – vorkommt, besitzt antioxidative, entzündungshemmende, angstlösende, krebshemmende und östrogenartige Eigenschaften.
- **Silymarin** wirkt antioxidativ, gefäßschützend, antihepatotoxisch, entzündungshemmend und antiulcerogen. Es wird aus getrockneten Samen und Früchten gewonnen und kommt z. B. auch in der Mariendistel, der wilden Artischocke, in Koriander, Kurkuma, Beeren und in Spuren auch in Bierhefe vor.

Der Nährwert von Hanfsamen

Hanfsamen enthalten kein THC. Sie haben einen Durchmesser von einigen Millimetern und werden in verschiedenen Formen verzehrt: ganz, gemahlen, mit oder ohne Haut, als Öl. Sie sind sehr reich an Proteinen (20–24 Prozent) und Fetten (28–35 Prozent), darunter: Omega-6-Linolsäure 50–70 Prozent, Alpha-Linolensäure Omega-3 15–25 Prozent und Ölsäure 10–16 Prozent.

Ein Mangel an Omega-3-Fettsäuren soll einer der Faktoren sein, die für chronische und akute Krankheiten verantwortlich sind. Sie sind ein wirksames Präventivmittel für Herz-Kreislauf-Krankheiten und kognitive Störungen; außerdem stärken sie das Immunsystem und lindern Entzündungen.

Biologisches Hanföl aus erster Kaltpressung enthält zusätzlich Antioxidantien – zwischen 100 und 150 mg pro 100 Gramm Öl – aus der Familie der Vitamine A, E, B1, B2 und B6 sowie weitere Inhaltsstoffe wie Phytosterole, Phospholipide, Carotine und verschiedene Mineralien. Es ist ein Präventivmittel für die kardiovaskuläre Gesundheit, beugt kognitiven Störungen vor, stärkt das Immunsystem und lindert Entzündungen. Michael Backes [1bis], Cannabis-Experte und Mitglied der American Herbal Products, weist darauf hin, dass Hanfsamen essentielle Fettsäuren sowie einen hohen Anteil an Magnesium, Eisen und Kalium enthalten.

Beachten Sie, dass der menschliche Körper die essentiellen Fettsäuren nicht selbst herstellen kann, so dass sie von außen über die Nahrung zugeführt werden müssen.

Einige Extraktionsverfahren

Cannabispflanzen enthalten, je nach Art, Sorte etc., in der Summe mehr als 500 aktive natürliche Moleküle (die nicht alle in jeder Cannabispflanze zu finden sind). Es gibt verschiedene Verfahren zur Extraktion dieser Moleküle. In einigen Fachbüchern werden diese Verfahren sehr ausführlich beschrieben. Hier finden Sie einen sehr kurzen Überblick über die Möglichkeiten.

Die **Mikrowellenextraktion** [2]: Sie erzeugt vollständig decarboxylierte Phytocannabinoidextrakte, das heißt, dieses Verfahren ermöglicht es, die Cannabinoide mithilfe von Wärme zu extrahieren, damit ihre therapeutischen Wirkungen sich besser entfalten [3].

Andere Methoden sind die Verwendung von Methanol in wässriger Lösung oder von Butan (gefährliches Lösungsmittel). Oder es wird die **Sonikation** (ein Ultraschall-Verfahren) verwendet, bei der die Partikel durch Schallenergie bewegt werden. Andere verwenden Tieftemperatur-Ethanol, um die Terpene zu extrahieren, während die Extraktion mit heißem/warmem Ethanol die anderen Verbindungen extrahiert. Ein CBD-Öl, das mit anderen Cannabinoiden, Terpenen und phytochemischen Verbindungen angereichert ist, hat eine höhere therapeutische Wirkung als ein reines CBD-Öl.

Schließlich gibt es noch die teurere, aber qualitativ hochwertigere **Extraktion mit überkritischem CO_2** [4]. Das Blütenmaterial wird mithilfe eines Kompressors extrahiert; das CO_2 wird einem ausreichend hohen Druck ausgesetzt, um es zu verflüssigen. Dann erhöht eine spezielle Heizung die Temperatur, während der Druck aufrechterhalten wird. Durch den Druck wird das flüssige CO_2 in sogenanntes überkritisches CO_2 ($scCO_2$) umgewandelt, das dann durch einen Extraktor läuft, in den der Rohstoff gelegt wird. Die Wechselwirkung zwischen dem $scCO_2$ und dem Cannabis führt dann zur Abtrennung der Cannabinoide und Terpene.

Dieser Prozess wird in einem Zertifikat der Europäischen Union über die Gute Herstellungspraxis (GMP) beschrieben; darin müssen verschiedene Analysen wie die Abwesenheit von «Listeria, Escherichia, Salmonellen, Candida albicans, Schimmel, Arsen, Cadmium, Blei, Quecksilber, Chrom, Zinn»

Extraktion mit überkritischem CO_2

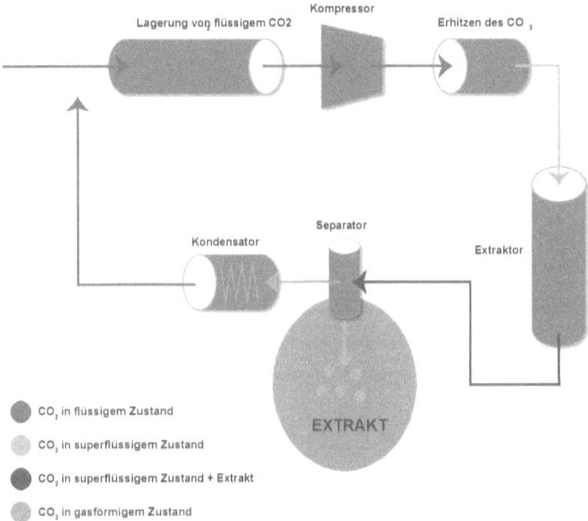

oder auch von «Schwermetallen, brennbaren Rückständen und Pestiziden» aufgeführt sein. Dieses Zertifikat wird außerdem von einer Zertifizierung der Good Distribution Practices (GDP) für die Lagerung und den Vertrieb begleitet.

Cannabisöl, das mit scCO2 extrahiert wird

Seine Herstellung ist komplex und ein industrielles Verfahren. Die Extraktion mit überkritischem CO_2 (auch superkritisches Kohlenstoffdioxid; daher die Abkürzung $scCO_2$) ermöglicht die Auswahl der extrahierten Moleküle und damit die Entscheidung, welche Cannabinoide behalten werden sollen. CBD-Öl wird häufig mit dieser Methode gewonnen, die als eine der saubersten Methoden zur Extraktion von Cannabis gilt. scCO_2 ist nicht nur sauberer, sondern auch umweltfreundlicher und weniger gefährlich als Butan. Es ermöglicht auch die Extraktion von Terpenen. Das Konzentrat kommt daher im Geschmack der Pflanze viel näher als das mit Butan hergestellte Konzentrat. scCO_2 garantiert, dass es keine Rückstände und Lösungsmittel gibt und die chemische Integrität der wärmeempfindlichen Moleküle erhalten bleibt. Darüber hinaus ist es geruchlos, farblos, ungiftig und nicht brennbar, gesundheitlich unbedenklich und umweltfreundlich. CO_2 wird heute aus fossilen Energieträgern gewonnen; es kann jedoch auch aus erneuerbaren Ressourcen gewonnen werden, zum Beispiel über die Methanisierung von Bioabfällen. Zwischen den beiden Produktionszweigen müssen Synergien geschaffen werden.

Begriffserklärungen

Landwirtschaftliche Methanisierung: Prozess der Verwertung organischer Abfälle zur Erzeugung von Bio-Methan (Erdgas) und Gärgut (organischem Dünger).

Chromatographie: Ein physikalisch-chemischer Prozess, der die Extraktion von Cannabinoiden ermöglicht; die THC-, CBD- und CBN-Industrie verwendet ihn, um den Gehalt an Cannabinoiden und Terpenen genau zu messen und auf Schadstoffe (Pestizide, Schwermetalle) zu prüfen, Extrakte zu verifizieren und sogar bestimmte Verbindungen im Extrakt selbst zu isolieren.

Spektrometrie: Verfahren zur Unterscheidung von Cannabinoiden und Terpenen usw.

Der Unterschied zwischen Nutzhanf und therapeutischem Cannabis

CBD-Hanföl wird sowohl aus der THC-armen Faserhanfpflanzen als auch aus potenten Cannabispflanzen gewonnen [5]. CBD-Öl aus Nutzhanf enthält keine Terpene und andere Cannabinoide, die man in CBD-Öl aus potentem Cannabis finden kann. Potentes, also therapeutisch nutzbares Cannabis und Nutzhanf stammen von derselben Pflanzenart ab. Nutzhanf weist einen geringeren Anteil an Cannabinoiden auf.

Wenn Sie CBD-Öl kaufen, fragen Sie den Verkäufer nach dem Analysebericht (Kontrollblatt), der Herkunft (natürlich, biologisch oder synthetisch), den anderen Inhaltsstoffen, dem Mindesthaltbarkeitsdatum, dem Produktionsland, der Extraktionsmethode, ob keine Lösungsmittelrückstände, Spuren von Pestiziden, Toxinen und Schimmel vorhanden sind.

Aus Nutzhanf gewonnenes Öl enthält im Durchschnitt 3,5 Prozent CBD und weniger als 0,3 Prozent THC. Eine große Zahl von Hanfpflanzen ist erforderlich, um das Öl herzustellen, das im Kühlschrank aufbewahrt werden kann. Es ist von Cannabisöl zu unterscheiden, das durch Extraktion in einem Lösungsmittel oder durch Destillation aus dem Harz oder den Blättern der Pflanze gewonnen wird, das wiederum bis zu 40 Prozent THC enthalten kann.

Das THC löst sich auch im Öl auf und wird ab 20 °C zu einer Art harzigem Öl. Bei über 140 bis 150 °C verdampfen die Cannabinoide. Mit einem Vaporizer ist es also möglich, THC (Dronabinol) und andere Substanzen in den Cannabisblättern zu verdampfen, ohne sie zu verbrennen [6].

Um Ihr eigenes CBD-reiches Cannabisöl herzustellen, verwenden Sie Cannabisblüten aus zertifiziertem biologischem Anbau ohne Pestizide, chemische Düngemittel usw. – entweder im Verhältnis 1:2, d. h. 5 Prozent THC und 10 Prozent CBD (krampflösende Eigenschaften) oder im Verhältnis 2:1 (antikonvulsive Eigenschaften) oder im Verhältnis 1:1, d. h. 10 Prozent THC und 10 Prozent CBD (neuroprotektive, anxiolytische, schmerzstillende und entzündungshemmende Eigenschaften).

Dosierung und Verhältniszahlen als Richtwerte

In Kanada lautet die Anfangsdosierung: 1 ml CBD mit 20 mg/ml oder 0,5 ml Öl mit 10 Prozent THC und 15 Prozent CBD, das je nach Empfindlichkeit des Patienten eine Stunde vor dem Schlafengehen eingenommen wird [7]. Das Mittel wirkt direkt über den sublingualen Weg: 1 bis 3 Tropfen werden unter die Zunge geträufelt. Sie können mit Honig, Lein-, Hanf- oder Kokosöl vermischt werden.

Lassen Sie die Tropfen eine Weile im Mund und rechnen Sie mit 2 bis 3 Stunden, bis Sie die gewünschte Wirkung spüren. Konsumieren Sie es in einem gewissen Abstand zu Ihren Medikamenten (3 Stunden vorher oder nachher). Bei CBD-Produkten gibt es keine Warnhinweise, bei THC-Produkten ist es besser, sie abends oder an Tagen, an denen Sie nicht mit dem Auto unterwegs sind, zu konsumieren. Medizinisches Cannabis gibt es auch in Form von Kapseln, Hautpflastern, Zäpfchen und Öl.

Beispiele für Verhältniszahlen und ihre Wirkung:

- Eine CBD-reiche Hybridpflanze mit einem THC/CBD-Verhältnis von 1:1, bei dem jedes Cannabinoid etwa 8 Prozent ausmacht, ist wirksam bei der Bekämpfung chronischer Schmerzen.
- Ein THC/CBD-Verhältnis von 1:1 mit etwa 5 Prozent für jedes Cannabinoid, wird bei der Behandlung von Autoimmun- und Entzündungskrankheiten hilfreich sein; starkes Schmerzmittel.
- Eine Sativa-dominierte Sorte mit einem THC/CBD-Verhältnis von 3:1 ermöglicht es CBD, die Wirkung von THC (75/25) durch Verstärkung seiner schmerzlindernden Eigenschaften auszugleichen; hilfreich bei der Behandlung von Schmerzen und Angstzuständen.
- Eine Sativa-Hybridsorte mit einem THC/CBD-Verhältnis von 1:1 kann zur Behandlung von Stress, Depressionen und chronischer Müdigkeit verwendet werden, wobei der THC-Gehalt zwischen 18 und 22 Prozent und der CBD-Gehalt bei 21 Prozent liegt.
- Eine andere Sorte mit einem THC/CBD-Verhältnis von 1:1, d.h. 10 Prozent THC und 10 Prozent CBD, eignet sich zur Behandlung von Angstzuständen und mäßigen Muskelverspannungen.
- Für Patienten, die einen hohen CBD-Gehalt von über 10 Prozent benötigen, wird ein THC/CBD-Verhältnis von 1:2 verwendet, um Angstzustände zu behandeln und Muskelverspannungen zu lösen.

Beispiel: Wenn Ihre Flasche mit 10-prozentigem Ölkonzentrat 25 ml Öl enthält, wovon 250 mg CBD sind, enthält jeder Milliliter Öl also 250:25 = 10 mg CBD. Da 1 ml ungefähr 20 Tropfen entspricht, enthält jeder Tropfen Öl 20 geteilt durch 10 mg = 2 mg CBD. 10 ml Öl (10 mg CBD/ml) ergeben 200 Tropfen für 400 mg CBD.

Körpergewicht, Alter und die Schwere der Erkrankung bestimmen die Menge an CBD/THC, die der Patient benötigt.

Wenn THC und CBD vorhanden sind, wirken sie synergistisch. Dies wird als Entourage-Effekt bezeichnet. Das bedeutet, dass die therapeutischen Vorteile jedes Cannabinoids vervielfacht werden. Im Gegensatz zu Nutzhanf enthält Cannabis auch Terpene und Flavonoide, die zu diesem Effekt beitragen.

Begriffserklärungen

CBD – Cannabidiol Cannabinoid, das sich in den Blüten, Samen oder Stängeln von Cannabis und Hanf befindet; sehr lipophil (fühlt sich in fettigen Umgebungen wohl). Beruhigend, entspannend, hilfreich bei Epilepsie, Spastik bei Multipler Sklerose, Appetitlosigkeit während der Chemotherapie. Schmerzlindernd und entzündungshemmend bei Arthrose, Antioxidans. Wird bei Depressionen empfohlen und sorgt auch für ein besseres Einschlafen. Natürliches CBD wird aus der Pflanze extrahiert, synthetisches CBD wird im Labor ohne Cannabispflanze mit gentechnisch veränderten Hefen hergestellt. Ihre Strukturen sind ähnlich und wirken auf die Endocannabinoid-Rezeptoren. Die natürlichen Cannabinoide werden in der Cannabispflanze gefunden. Ein CBD-Isolat wird durch Extraktion aus der Pflanze oder durch Synthese gewonnen. Dr. Andrew Weil, 1967 Arzt an der Harvard Medical School, Ethnobotaniker, Professor für öffentliche Gesundheit und Inhaber des Lowell-Jones-Lehrstuhls für Rheumatologie, sagt: «CBD hat absolut nichts mit einer Droge zu tun. Man kann sich kaum eine Pflanze vorstellen, die für den Menschen nützlicher ist.»

THC – Tetrahydrocannabinol Cannabinoid, das in der Cannabispflanze reichlich vorkommt und entzündungshemmende und schmerzstillende Eigenschaften hat; es wirkt auf die Psyche. Die höchste Konzentration von THC findet sich in den unbefruchteten weiblichen Blüten (bis zu 30 Prozent) und in den Blättern in der Nähe der Blüten (der erste Kranz = Kelchblätter).

Einige europäische Länder, die therapeutisches Cannabis legalisieren

Im Jahr 2019 veröffentlicht die Europäische Beobachtungsstelle für Drogen und Drogensucht (EBDD) den «Europäischen Drogenbericht». Er berichtet über die Schwierigkeiten, die eine gemeinsame Verständigung der Staaten über therapeutisches Cannabis mit sich bringt. Die rechtliche Situation von therapeutischem Cannabis ist in Europa in der Tat sehr unterschiedlich.

Die Niederlande

Im Jahr 2003 wurden die Niederlande zu den ersten legalen Produzenten von medizinischem Cannabis. Das Labor Bedrocan erhielt seine Lizenz vom Office of Medicinal Cannabis, die von der niederländischen Regierung ausgestellt wurde, im Jahr 2019. Vor 16 Jahren begann BMC, eine Investmentgesellschaft in Emmeloord, einen Teil ihres Bestands an Krankenhäuser und Apotheken im Land zu verteilen; der andere Teil wurde nach Deutschland, Italien und Polen exportiert (Quelle: dutchnews.nl vom 28. Mai 2019).

Italien

Seit 2013 ist die therapeutische Verwendung von Cannabis in Italien legal. Die Regierung hat unter Beteiligung des Militärs eine nationale Produktion eingerichtet; Lizenzen für die medizinische Eigenproduktion für Patienten, die einen Antrag stellen, können beim Gesundheitsministerium beantragt werden (siehe *Le quotidien du médecin* vom 21.11.2017).

Deutschland

Im Jahr 2017 legalisierte Deutschland den Konsum von Cannabis zu medizinischen Zwecken [1]. Stand November 2018 war diese Verschreibung für 40 000 Patienten zugänglich; zwei Drittel der Versicherungsgesellschaften übernehmen die Kosten für Personen, die ein Rezept besitzen. Die in Portugal produzierten Cannabisblüten waren Ende 2019 in Deutschland erhältlich. Die erste Ernte von medizinischem Cannabis in Deutschland fand 2020 statt. Die Cannabisagentur in Deutschland wurde 2019 unter der Schirmherrschaft des Bundesinstituts für Arzneimittel und Medizinprodukte (BfArM), das wiederum dem deutschen Gesundheitsministerium untersteht, gegründet, um in Deutschland angebautes Cannabis zu therapeutischen Zwecken, also auf Rezept [2], an Apotheken zu vertreiben.

Schweiz

In den Niederungen der Schweizer Alpen wurde im Mittelalter Cannabis angebaut. Später wurde, wie anderswo auch, der Anbau von Industriehanf verboten und 1995 wieder legalisiert. Es gibt Hanfsorten, die nur einen geringen THC-Gehalt aufweisen. Diese Sorten gehören in der Schweiz nicht zu den verbotenen Betäubungsmitteln. Ihr THC-Gehalt darf jedoch nicht mehr als 1 Prozent betragen. Das Schweizer Bundesamt für Gesundheit (BAG) weist darauf hin, dass der Besitz von Cannabis in Mengen von weniger als 10 Gramm nicht strafbar ist. Aus Hanf hergestellte Produkte, die sehr wenig THC (weniger als 1 Prozent) enthalten, können daher legal verkauft werden. Produkte, die Cannabidiol (CBD) enthalten, fallen nicht unter das Betäubungsmittelgesetz und sind daher legal zum Verkauf erhältlich (Swissmedic 2019; Swissmedic ist das Institut für die Zulassung und Überwachung von Heilmitteln in der Schweiz) [3]. Lizenzen werden an Allgemeinmediziner zur Behandlung von Spastik, Epilepsie, chronischen Schmerzen, Tremor und Übelkeit vergeben. Der Anbau zu medizinischen Zwecken ist legal, sofern die Anlage vom BAG (Bundesamt für Gesundheit) genehmigt wurde.

Derzeit ist Sativex das einzige Medikament, das auf einem Vollextrakt aus Cannabisblättern und -blüten basiert, das mithilfe des Extraktionslösungsmittels Kohlendioxid gewonnen wird. Mit einem THC- und CBD-Gehalt im Verhältnis 1:1 wird es als Mundspray verkauft und ist gemäß dem Heilmittelrecht des Bundesamtes für Gesundheit (BAG) zugelassen.

In Genf behandelt James Wampfler, der Leiter der Einrichtung Les Tilleuls, die ältere Menschen mit schweren Formen der Alzheimer-Krankheit oder Demenz aufnimmt, seit Dezember 2017 seine Bewohner unter ärztlicher Aufsicht mit Cannabis [4]. Es sind die Pflegefachleute, die dafür zuständig sind, jedem Einzelnen abends sein Cannabis zu verabreichen. Dies geschieht in den unterschiedlichsten Formen: einfach in Öl, in einem Joghurt mit einer Vertiefung in der Mitte, in die je nach Bedarf CBD- und THC-Tropfen gegeben werden, manchmal in Space Cakes (Cannabiskekse) mit Schokolade, manchmal in Bonbons aus rotem, gelbem oder grünem Gelee. Die Patienten werden regelmäßig hinsichtlich ihrer Blutwerte überwacht. Die bisherigen Erkenntnisse und Schlussfolgerungen sind beeindruckend: allmähliches Absetzen von Schlafmitteln, angstlösenden Medikamenten oder sogar konsequente Verringerung der Dosis.

Spanien

In Spanien werden seit Ende der 1990er Jahre der Konsum und der Anbau von Cannabis nicht bestraft, wenn sie im privaten Bereich bleiben [5]. Darüber hinaus ist es möglich, zu Hause für den Eigenbedarf anzubauen. Das spanische Gesetz ist in Bezug auf Cannabis relativ flexibel: Artikel 38 des spanischen Strafgesetzbuchs verbietet den Verkauf von Cannabis, nicht aber den Verkauf von Samen. Artikel 36 stellt das illegale Anpflanzen und Produzieren unter Strafe, jedoch nur an Orten, die für andere sichtbar sind. Die therapeutische Verwendung von Cannabis ist seit 2006 durch Krankenhaus- oder Arztverordnungen geregelt.

Da der Konsum von Cannabis im privaten Bereich erlaubt ist, wurden zahlreiche Cannabis Social Clubs, gemeinnützige Vereine, gegründet. Um dort aufgenommen zu werden, muss man volljährig sein und von einem Mitglied eingeführt werden. Der Erste wurde 2001 in Barcelona eröffnet. Heute soll es im ganzen Land 200 solcher Clubs geben.

Frankreich

In Frankreich hielt das Ethik- und Krebskomitee unter dem Vorsitz von Prof. Axel Kahn vom November 2018 in einem Bericht fest: «Die wissenschaftliche Literatur zu den Wirkungen von Cannabis leidet unter methodischen Problemen. Die überwiegende Mehrheit der veröffentlichten Daten stammt aus Beobachtungsstudien, die methodisch von geringerer Qualität sind als kontrollierte Studien.» [6]

Im Fall von Sativex, einer Lösung zum Sprühen in den Mund, meldet die Transparenzkommission – ein wissenschaftliches Gremium aus Ärzten, Apothekern, Fachleuten für Methodik und Epidemiologie – neuropsychische Nebenwirkungen, die laut der obersten Gesundheitsbehörde in Häufigkeit und Schweregrad moderat zu sein scheinen. Sativex enthält: 27 mg THC und 25 mg CBD mit maximal 48 Sprühstößen pro 24 Stunden.

Laut dem Erlass vom 18. Oktober 2020 muss «medizinisches Cannabis (...) einheitlich abgewogen und verpackt an den Patienten abgegeben werden». Es müsse in zwei Packungsgrößen pro Form vorliegen, wobei der Gegenwert einer Monatsbehandlung nicht überschritten werden darf. Die Empfehlung des Erlasses legt fest, dass der Lieferant es für eine einwöchige Behandlung verpackt. Im Falle der Lieferung von getrockneten Blüten verlangt der Erlass, dass ein Vaporizer, «dessen Status ein für die betreffende Darreichungsform geeignetes Medizinprodukt ist», mitgeliefert werden kann.

Mit diesem Erlass ändert sich der Rahmen für die Verschreibung von medizinischem Cannabis; er ist nicht mehr auf das Fehlen einer therapeutischen Alternative beschränkt, sondern wird «bei unzureichender Linderung oder schlechter Verträglichkeit von medikamentösen oder nicht zugänglichen Therapien» möglich. Dadurch wird theoretisch die Liste der 3000 Patienten, die für das Experiment in Frage kommen, etwas weiter geöffnet und der Zugang zu medizinischem Cannabis etwas erleichtert.

Die 3000 von der ANSM für den Versuch ausgewählten Patienten verteilen sich wie folgt:

- 750 Patienten mit neuropathischen Schmerzen, die gegen medikamentöse Therapien resistent sind;
- 500 Patienten mit bestimmten pharmakoresistenten Formen von Epilepsie;
- 750 Patienten mit Spastik bei Multipler Sklerose oder anderen Erkrankungen des zentralen Nervensystems;
- 500 Patienten, die an Krebs erkrankt sind.
- 500 Patienten in der Palliativmedizin.

Kriterien für die Nichtaufnahme von Patienten bei der Erprobung in Frankreich

- Persönliche Vorgeschichte von psychotischen Störungen
- Schwere kardiovaskuläre oder vaskulär-zerebrale Erkrankungen
- Schwangerschaft oder Stillzeit
- Schwere Leberinsuffizienz
- Schwere Niereninsuffizienz

Der Europäische Gerichtshof (EuGH) schließt sich in seinem Urteil vom 19. November 2020 der Meinung der Weltgesundheitsorganisation (WHO) an, die dazu aufgerufen hatte, CBD aus den internationalen Konventionen, die es als verbotene

Substanz einstuften, herauszunehmen, sowie der Welt-Anti-Doping-Agentur (WADA). Der EuGH kritisiert Frankreich, dass synthetisches CBD als legal betrachtet wird, das natürliche CBD jedoch nur dann, wenn es aus Samen und Fasern gewonnen wird. CBD ist legal, wenn es aus der gesamten Pflanze *Cannabis sativa* (Hanf) und nicht nur aus ihren Fasern und Samen gewonnen wird. CBD ist somit in Frankreich legal.

2. Cannabinoide beim Menschen und in der Natur

Was ist das Endocannabinoid-System?

Das **Endocannabinoid-System** (von gr. *endo,* innerlich bzw. endogen, im Inneren gebildet) wird von Wissenschaftlern als das physiologische System betrachtet, das für die Erhaltung und das Gleichgewicht der menschlichen Gesundheit wesentlich ist. Es ist ein Prozess der Kommunikation zwischen Zellen, genauer gesagt der Neurotransmission, und hilft bei der Regulierung der wichtigsten Rezeptoren in den Membranen des Gehirns, des Rückenmarks, der Herzzellen, des Darms, der Lunge, der Haut, der Harnwege, der Hoden, der inneren Drüsen, der Milz und der weißen Blutkörperchen. Seine Botenstoff-Funktion ist für das reibungslose Funktionieren des Körpers unerlässlich [1]. Es spielt eine entscheidende Rolle bei der Aufrechterhaltung der verschiedenen inneren physiologischen Gleichgewichte angesichts von Veränderungen der äußeren Umwelt (Homöostase).

Dieses System wurde auch bei Säugetieren, Vögeln, Amphibien und vielen anderen Tieren identifiziert. Endocannabinoide sind demnach endogene, also im Körper gebildete Cannabinoide und überall in unserem Körper zu finden, sei es im Gehirn, im Bindegewebe, in den Immunzellen etc. Je nachdem, wo sich diese Rezeptoren befinden, wird ihre Aktivierung ganz unterschiedliche Wirkungen hervorrufen. Endocannabinoide haben vor allem eine Schutzfunktion für die Nervenzellen.

Verschiedene Rezeptoren und ihre Wirkung

Das erste im menschlichen Körper entdeckte Endocannabinoid heißt **Anandamid** (Arachidonylethanolamid) [2]. Der erste entdeckte Rezeptor für Endocannabinoide und exogene Cannabinoide ist der **Cannabinoid-1-Rezeptor (CB1)**, der zweite ist der **Cannabinoid-2-Rezeptor (CB2).** Es gibt diverse weitere Rezeptoren für diese inneren und äußerlich zugeführten Cannabiswirkstoffe. Durch Interaktion mit den CB1-Rezeptoren im Gehirn und den CB2-Rezeptoren im Körper beeinflusst Anandamid das Gedächtnis, die Motivation, die Stimmung, die Belohnung, die Appetit- und Schmerzregulation sowie die Bewegungen. Im Falle von Schmerzen beispielsweise steigt die Konzentration von Anandamid in bestimmten Gehirnregionen, die für den Schmerz verantwortlich sind, um ihn zu lindern. Bei Muskelkrämpfen, Schmerzen durch Nervenentzündungen oder chronischen Entzündungen wurde eine verstärkte Produktion dieser Endocannabinoide beobachtet.

Die **CB1-Rezeptoren** regulieren die Knochenmasse und werden überwiegend mit den kognitiven und neurologischen Wirkungen von Cannabinoiden in Verbindung gebracht, unabhängig davon, ob es sich um endogene oder exogene Cannabinoide handelt [3]. Es besteht ein enger Zusammenhang zwischen der Verteilung der CB1-Rezeptoren und den von Cannabinoiden hervorgerufenen Wirkungen.

CB2-Rezeptoren finden sich vorwiegend in Strukturen, die mit dem Immunsystem in Verbindung stehen, auch in Neuronen der Großhirnrinde, dem Hippocampus, in geringerem

Maße in Zellen des Herzens, der Knochen, der Leber, der Bauchspeicheldrüse und des Endotheliums [4].

5-HT$_{1A}$-Rezeptoren sind Serotoninrezeptoren, die hauptsächlich in den Strukturen des Zentralnervensystems vorkommen; sie sind an Prozessen wie Angst, Sucht, Appetit, Schlaf, Schmerzempfinden, Übelkeit und Erbrechen u. a. beteiligt [5].

Die Rezeptoren vom Typ **GPR55** (oder CB3) und **GPR119** befinden sich in den Nebennieren, der Milz, dem Verdauungssystem, dem zentralen Nervensystem und dem Kleinhirn (letzteres steuert das Gehen, Sprechen).

GPR55-Rezeptoren befinden sich in den Gehirnregionen, die an der Kontrolle von Funktionen wie Gedächtnis, Aufmerksamkeit, räumliche Orientierung, Musik, Lernen und motorische Koordination beteiligt sind, sowie im Gewebe von Milz, Bauchspeicheldrüse, Darm, Mandeln, Hoden und Brüsten. Sie regulieren die Freisetzung von Hormonen, das Essverhalten, Aggressivität, Apathie, Depression und Hyperaktivität [6].

GPR119-Rezeptoren findet man vor allem im Gewebe der Bauchspeicheldrüse und des Darms [7].

Vanilloide Rezeptoren mit transientem Potenzial (TRPV) spielen eine Rolle bei Schmerz, Wärmeregulation, Sekretion, Speichelfluss, Entzündungen, Muskeltonus, Kalzium- und Magnesium-Homöostase und andere [8]. Sie spielen eine wichtige Rolle bei der Entstehung von Entzündungen und damit auch von Schmerzen.

Denken Sie daran, dass das Endocannabinoid-System bei jedem Menschen einzigartig ist und die Dosierung von medizinischem Cannabis individuell ist. Was für Sie richtig ist, ist möglicherweise nicht immer richtig für andere.

Organe, die von Cannabinoiden beeinflusst werden

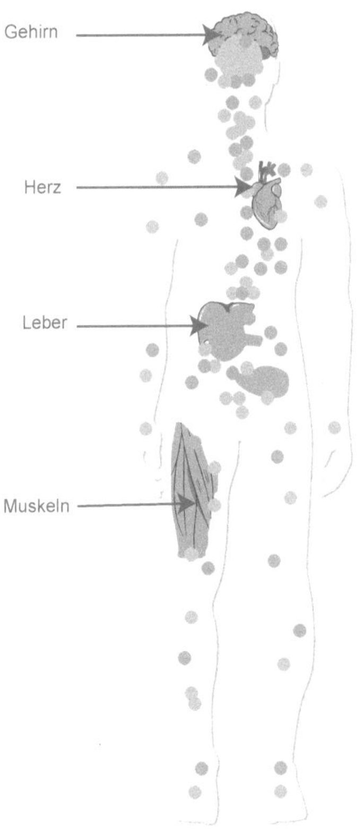

CB1 CB1-Rezeptoren:
Motorische Aktivität
Denken
Bewegungskoordination
Appetit
Kurzzeitgedächtnis
Schmerzwahrnehmung
Immunzellen

CB2 CB2-Rezeptoren:
Darm
Nieren
Bauchspeicheldrüse
Fettgewebe
Skelettmuskulatur
Mund
Yeux
Tumoren
Fortfpflanzungssystem
Immunsystem
Atemwege
Haut
Nervensystem
Herz-Kreislauf-system
Leber

Begriffserklärungen

Cannabinoid: Molekül, das mit den Cannabinoid-Rezeptoren interagiert. THC ist das Hauptcannabinoid in der Cannabispflanze.

Kognitiv: bezieht sich auf die Prozesse, durch die ein Mensch Wissen über seine Umwelt erwirbt: Denken, sich konzentrieren, anpassen, mit anderen interagieren. Dies betrifft insbesondere das Gedächtnis, die Sprache, die Aufmerksamkeit und die Wahrnehmung.

Endogen: wird im Körper produziert.

Exogen: wird außerhalb des Körpers produziert.

Serotonin: chemischer Botenstoff des zentralen Nervensystems (Neurotransmitter, Neuromodulator), der auf den Schlaf, die Stimmung und Depressionen wirkt. 95 Prozent werden im Darm produziert.

Agonist: bezeichnet einen Muskel, dessen Aktion die gewünschte Bewegung bewirkt. Pharmakologisch bezeichnet der Agonist eine Substanz, die durch Besetzung eines Rezeptors die Signaltransduktion in der zugehörigen Zelle aktiviert.

Antagonist: bezeichnet einen Muskel oder ein Phänomen, dessen Wirkung der eines anderen entgegengesetzt ist. Gegenspieler des Agonisten.

Homeostase: Aufrechterhaltung des Gleichgewichts der verschiedenen physiologischen Konstanten des Körpers, z. B. Körpertemperatur, Blutdruck, Herz-Kreislauf-Tonus, Blutzusammensetzung etc. Sie wird vom vegetativen Nervensystem (Gehirn) und den endokrinen Drüsen (oder Drüsen mit innerer Sekretion: Schilddrüse, Nebenschilddrüse, Hypophyse, Nebennieren, Thymusdrüse, Eierstock, Hoden, Bauchspeicheldrüse) reguliert.

Endokrin: innere Sekretion der Drüse (Hypophyse, Schilddrüse, Bauchspeicheldrüse, Nebennieren, Eierstöcke, Hoden).

Exokrin: externe Sekretion, die direkt in den Körper ausgeschieden wird (Bauchspeicheldrüse, Speicheldrüsen, Schweißdrüsen).

Die wichtigsten Cannabinoide und ihre therapeutischen Wirkungen

- **CBD (Cannabidiol):** antibakteriell, bremst das Wachstum von Krebszellen, neuroprotektiv, fördert das Knochenwachstum, reduziert Krämpfe und epileptische Anfälle, beugt Diabetes vor, entzündungshemmend, reduziert das Risiko von Arterienverstopfungen, reduziert Übelkeit und Erbrechen, schmerzlindernd, angstlösend, reduziert die Muskelspastizität, beruhigend, Behandlung von Psoriasis, Behandlung von Glaukom.
- **CBDA (Cannabidiol-Säure):** entzündungshemmend, hemmt das Wachstum von Krebszellen, stimmungsaufhellend.
- **CBC (Cannabichromen):** fördert das Knochenwachstum, entzündungshemmend, schmerzlindernd.
- **CBCA (Cannabichromen-Säure):** entzündungshemmend, Behandlung von Pilzinfektionen, schmerzstillend.
- **CBG (Cannabigerol):** bremst das Wachstum von Krebszellen, fördert den Schlaf, fördert das Knochenwachstum, wirkt antibakteriell.
- **CBGA (Cannabigerol-Säure):** entzündungshemmend, schmerzlindernd, antibakteriell.
- **CBN (Cannabinol):** fördert den Schlaf, schmerzstillend, krampflösend, entzündungshemmend.
- **CBM (Cannabimovon):** nützlich bei Beschwerden im Zusammenhang mit Insulinresistenz (Diabetes).
- **Δ-9-THC (Tetrahydrocannabinol):** reduziert Übelkeit und Erbrechen, schmerzlindernd, appetitanregend,

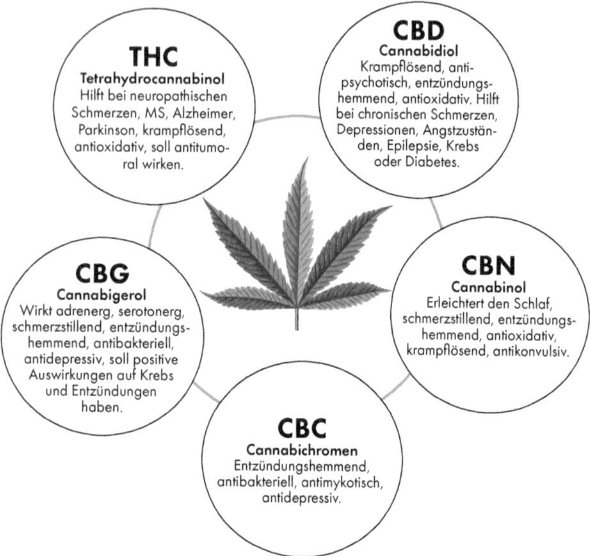

reduziert Muskelspastizität (erhöhter Muskeltonus, der sich in einer schmerzhaften und anhaltenden Steifheit äußert).

- **Δ-9-THCA (Tetrahydrocannabinol-Säure):** fördert den Schlaf, hemmt das Wachstum von Krebszellen, reduziert Muskelspastizität S.E.P. In Kombination mit CBD reduziert es epileptische Anfälle, Krämpfe. Auch appetitanregend.
- **Δ-8-THC:** Schmerzmittel, dessen Fehlen die Ausschüttung des Neurotransmitters Acetylcholin ankurbeln könnte, dessen Mangel zur Entstehung von Alzheimer beitragen soll (Inhalation).
- **THCV (Tetrahydrocannabivarin):** Reduziert Krämpfe und epileptische Anfälle; fördert das Knochenwachstum.

Die Decarboxylierung ist ein Erhitzungsprozess, der zur Aktivierung von Cannabinoiden verwendet wird. Die untenstehende Tabelle führt die Temperaturen sowie die aktivierten Cannabinoide im Zusammenhang mit den erwarteten Wirkungen detailliert auf [2].

	CBD	CBC	CBG	CBN	Δ-9-THC	Δ-8 THC	THCV
Aktivierung bei	170 °C	220 °C	160–190 °C	185 °C	157 °C	175 °C	220 °C
Antikonvulsivum	x			x			x
Anti-Krebsmittel	x		x		x		
entzündungshemmend	x	x	x	x			x
Antiepileptikum	x			x	x		x
Antidepressivum	x	x	x				
bei Nervenschmerzen	x	x	x	x	x	x	
gegen Übelkeit	x				x	x	
Analgetikum	x		x	x			
gegen Angst	x	x				x	
Muskelspastizität	x			x	x		
Schlaf	x		x	x	x		
Appetit				x	x	x	
Alzheimer	x				x	x	
Multiple Sklerose		x		x	x		
Antioxidans	x			x	x		
Knochenwachstum	x	x	x				x

Die nützliche Dosis von CBD hängt von variablen Faktoren ab [3]:

- von der Konzentration von CBD
- vom Gewicht der einzelnen Person
- von individuellen biologischen Faktoren
- von der Schwere der Erkrankung oder der Symptome.

Beispiel: Bei einem Durchschnittsgewicht von 70 kg und einem CBD-Gehalt von 17 Prozent liegt die optimale Dosis bei 25 mg. Die Dosierung ändert sich je nach Person, Alter, Gewicht und Erkrankung.

1 ml = 20 Tropfen / 1 Flasche Öl = 10 ml = 200 Tropfen
Standardregel:
1 Tropfen CBD 5 Prozent = 2,5 mg
1 Tropfen CBD 10 Prozent= 5 mg
1 Tropfen CBD 15 Prozent = 7,5 mg
1 Tropfen CBD 20 Prozent = 10 mg
1 Tropfen CBD 25 Prozent = 12,5 mg

Ohne ärztlichen Rat sollten Sie nicht mehr als 5 mg/kg/Tag einnehmen. Laut Dr. Nick Jikomes, Neurophysiker und Direktor des Leafly (Stammlabor an der Harvard University Washington), ist es nicht ratsam, ohne ärztlichen Rat eine Dosis von 50 mg/Tag zu überschreiten.

Der THC- und CBD-Gehalt ist je nach Sorte unterschiedlich. In den Blütenspitzen können die Werte 20–28 Prozent THC mit einem CBD-Gehalt von weniger als 5 Prozent der Trockenmasse erreichen. Wie bei jedem Nahrungsergänzungsmittel empfehle ich, vor der Einnahme von CBD einen Test durchzuführen, das heißt, einen Tropfen unter die Zunge zu geben, ihn 6 Minuten lang zu halten und dann 30 Minuten zu warten, um eine mögliche Allergie festzustellen. Wenn die Verträglichkeit gut ist, tritt die Wirkung nach 30 bis 45 Minuten ein.

Der Anforderungskatalog für die Cannabismedikamente, die während des Versuchs mit therapeutischem Cannabis in Frankreich abgegeben werden, präzisiert die Produktauswahl, die ursprünglich für den Versuch skizziert worden war [4]. Die Produkte wurden schließlich in Rohblüten, Kapseln und sublinguales Öl aufgeteilt. Das Verhältnis THC:CBD wird nur noch zur Orientierung aufgelistet, um zwischen Arzneimitteln mit dominierendem THC-Gehalt, ausgeglichenem Verhältnis und dominierendem CBD-Gehalt zu unterscheiden.

THC-dominantes Verhältnis, THC:CBD 20:1

- Blüte THC > 8 Prozent, CBD < 1 Prozent.
- Öl THC > 5 mg/ml, CBD < 1 mg/ml
- Orale Form zum Einnehmen THC > 5 mg/ml, CBD < 1 mg/ml

Ausgewogenes Verhältnis, THC:CBD 1:1

- Blüte THC und CBD > 5 Prozent.
- Öl THC und CBD > 5 mg/ml
- Orale Form zum Einnehmen THC und CBD > 5 mg/ml

CBD-dominantes Verhältnis THC:CBD 1:20

- Blüte THC< 1 Prozent CBD > 5
- Öl THC < 1 mg/ml, CBD > 5 mg/ml

Orale Einnahmeform THC < 1 mg/ml, CBD > 5 mg/ml

- Blüte THC < 5 Prozent CBD > 5 Prozent.
- Öl THC < 5 mg/ml, CBD > 5 mg/ml
- Orale Form zum Einnehmen THC < 5 mg/ml, CBD > 5 mg/ml

Titrations-Schema (ausgewogenes Verhältnis) Orale Lösung auf der Basis von medizinischem Cannabisöl 25 mg/ml THC – 25 mg/ml CBD Erhältlich in 10-ml- und 30-ml-Pipetten (Spritze wird mitgeliefert)		
Morgens	Abends	Tägliche Gesamtdosis
–	0,1ml	2,5 mg THC und 2,5 mg CBD
–	0,2 ml	5 mg THC und 5 mg CBD
0,1ml	0,2 ml	7,5 mg THC und 7,5 mg CBD
0,2 ml	0,2 ml	10 mg THC und 10 mg CBD
0,2 ml	0,3 ml	12,5 mg YHC und 12,5 mg CBD
0,3 ml	0,3 ml	15 mg THC und 15 mg CBD
Max 0,8 ml	Max 0,8 ml	Max 40 mg THC und 40 mg CBD

Cannabinoide sind fettlöslich, was bedeutet, dass sie besser in Fetten als in Wasser abgebaut und gespeichert werden. Gesättigte Fette sind wichtige Träger für die Aufnahme von Cannabinoiden in den Körper. Sie sind zudem biphasisch, das heißt, sie haben je nach Dosierung unterschiedliche Wirkungen: Wo niedrige THC-Dosen Stress und Angstzustände überwinden können, können hohe Dosen diese verstärken.

Pflanzen, die Cannabinoide enthalten

In der Natur gibt es neben *Cannabis sativa* auch andere Pflanzen, die Cannabinoidverbindungen enthalten [5]. Hier eine Auswahl:

- **Schwarzer Pfeffer** (*Piper nigrum* L.) enthält Terpene namens Beta-Caryophyllen (BCP), die wie Cannabinoide funktionieren und eine Bindungsaffinität zum CB2-Rezeptor haben. Die entzündungshemmenden Verbindungen dieses Terpens wären interessant für die Behandlung von Arthritis und Osteoporose.

- **Leinsamen** (*Linum usitatissimum* L.) produzieren CBD-ähnliche Verbindungen mit entzündungshemmenden Wirkungen. Sie sind reich an Omega-3-Fettsäuren und Alpha-Linolsäure und enthalten Proteine, Vitamin B1 und Magnesium.
- **Kakao** (*Theobroma cacao* L.) beeinflusst das Endocannabinoid-System, indem er den Abbau des Enzyms Anandamid einschränkt.
- **Schwarze Trüffel** (*Tuber melanosporum* VITTAD.) enthalten Anandamid, regulieren die Stimmung und das Schmerzempfinden, indem sie an den CB1-Rezeptor binden.
- Studien empfehlen die Verwendung von **Schwarzkümmelöl** (*Nigella sativa* L.), das aus den Samen des Schwarzkümmels gewonnen wird, um das Gehirn zu schützen und das Gedächtnis bei älteren Menschen zu verbessern: 500 mg/Tag während einer Mahlzeit, Kur über 9 Wochen. Ein- bis zweimal pro Jahr zu wiederholen. In hohen Dosen giftig.
- Extrakt aus Tabakblättern und der Fermentation von Zuckerrohr: Das **Coenzym Q10** (bekannt als Ubichinon oder Ubichinol), das auch in Fisch und Lamm vorkommt, ist eine wertvolle Unterstützung im Kampf gegen den krankheitsbedingten kognitiven Verfall. Von Forschern aus der ganzen Welt untersucht (Littaru GP, Langsjoen P., Coenzyme Q10 and statins: biochemical and clinical implications. *Mitochondrion*. 2007 Jun; 7 Suppl.: S.168–74)

Die Alzheimer-Krankheit

Was versteht man unter Gedächtnis?

Nach Dr. Paul Goetz [1] lässt sich das Gedächtnis in vier Bereiche unterteilen:

- **Lernen:** Die unmittelbare Analyse der sensorischen Informationen.
- **Unmittelbares Gedächtnis:** entspricht der Speicherung auf der Ebene der Hirnrinde. Die Gesamtheit der auf diese Weise gespeicherten Informationen bildet die Spanne (Umfang, Größe) des Gedächtnisses.
- **Amnestische Speicherung** ist die Zusammenstellung von Daten und deren Kodierung. Diese Speicherung geht über die Spanne hinaus. Sie basiert auf der Entwicklung von assoziativen Prozessen und umfasst eine zeitliche Konsolidierungsphase, die den Verlust von Informationen verhindert.
- **Das Abrufen von Erinnerungen** besteht in der Wiederverwendung der gespeicherten Informationen. Wenn die betroffene Person sie erzählt oder im Geiste wiedererlebt, ist es ein Hervorrufen von Erinnerungen; wenn sie sie bei einer erneuten Konfrontation wiederfindet, ist es ein Wiedererkennen.

Ein anatomischer Schaltkreis im inneren Teil des Gehirns (das limbische System) spielt eine Rolle bei der Speicherung und Kodierung von Informationen. Jede Verletzung in diesem Bereich führt zu einer Gedächtnisstörung und erzeugt verschiedene Arten von Gedächtnisverlust, sogenannte Amnesien:

- anterograde Amnesie: Der Patient kann Erinnerungen nicht mehr speichern und vergisst alle Ereignisse nach und nach.
- retrograde Amnesie: Der Patient vergisst Erinnerungen, die vor dem Beginn seiner Krankheit liegen.
- lakunäre Amnesie: ein Gedächtnisverlust, der sich auf einen bestimmten Zeitraum bezieht und durch einen Bewusstseinsverlust verursacht wird.
- globale Amnesie: Sie bezieht sich auf aktuelle und frühere Ereignisse und tritt bei Demenz auf.
- Paramnesie: Hierbei handelt es sich um eine Illusion des bereits Gesehenen oder Erlebten.

Die wichtigsten pathologischen Anzeichen von Alzheimer

Dr. Alois Alzheimer (1864 – 1915) war ein deutscher Arzt, Psychiater, Neurologe und Neuropathologe, der sich besonders für Demenzen mit degenerativem oder vaskulärem Ursprung interessierte. Im Jahr 1906 entdeckte er die nach ihm benannte Krankheit, von der 2019 in Frankreich – laut einem Bericht der Stiftung GSF (Groupe Services France) – eine Million Menschen über 65 Jahre betroffen sind. Zu den Symptomen gehören Gedächtnis- und Verständnisschwierigkeiten, Desorientierung, inkohärentes und unvorhersehbares Verhalten, geistige Verwirrung und psychosoziale Inkompetenz.

Heutzutage äußert sich die Krankheit in erster Linie durch :

- Störungen des Gedächtnisses
- Störungen der Fertigkeiten
- Störungen des Sprachvermögens
- Verlust der Selbstständigkeit
- Stimmungsschwankungen
- Desorientierung
- Schwierigkeiten bei der Lösung von Problemen
- Anosognosie (mangelnde Krankheitseinsicht)

Erinnern wir uns kurz: Neuronen sind die Nervenzellen des Körpers. Die Krankheit verursacht die allmähliche Zerstörung der Mitochondrien (Strukturen im Inneren der Zellen, in denen der Sauerstoff verwendet wird) durch die Ansammlung bestimmter toxischer Proteine (TAU und Alpha-Beta) im Gehirn. Es handelt sich um einen sehr langsamen und progressiven degenerativen Prozess, für den es bislang keine wirksame Behandlung gibt, sodass bis 2030 mit zwei Millionen Betroffenen gerechnet wird.

Forscher schätzen, dass die Veränderungen im Gehirn bereits 10 bis 20 Jahre vor den ersten Symptomen auftreten [1]. Die ersten Anzeichen, auf die Sie achten sollten:

Hat die Person manchmal Halluzinationen? Hat sie Schwierigkeiten, Personen oder Orte zu erkennen? Ist sie ängstlich? Verweigert sie den Kontakt mit Menschen oder Wasser bei der Körperpflege? Hat sie Schwierigkeiten, die Wohnung in Ordnung zu halten? Bei der Verwaltung der Finanzen? Bei der Zubereitung von Mahlzeiten? Verlust der räumlichen und zeitlichen Orientierung? Beim Autofahren? Gibt es Bluthochdruck oder Schilddrüsenprobleme? Zu viel Cholesterin? Was ist mit Diabetes? Was ist mit Aggressivität?

Die ersten Beschwerden, die von Angehörigen häufig beobachtet werden, sind Apathie, Reizbarkeit, Impulsivität, Konzentrationsschwierigkeiten und körperliche Vernachlässigung. In vielen Fällen beginnt die Krankheit mit Gedächtnisstörungen für jüngste Ereignisse. Wenn man sich jedoch nicht mehr an eine Telefonnummer, die Geheimzahl der EC-Karte oder den Ort, an dem man seine Schlüssel deponiert hat, erinnern kann, sind dies keine Warnzeichen für die Krankheit.

Es geht vielmehr um Erinnerungen an ein kürzlich geführtes Gespräch vor ein paar Stunden oder Tagen oder Urlaubserinnerungen, wobei nichts in der Erinnerung hochkommt, selbst wenn man der Person hilft, sich zu erinnern. Diese Anzeichen sollten dazu führen, dass die Tests zur Früherkennung durchgeführt werden.

Mein Rat: Lassen Sie Ihr Gehör ab 50 jährlich untersuchen. Die Audiologin Dr. Sophie Waridel sagt: «Es gibt einen Zusammenhang zwischen dem Hörverlust hoher Töne und der Aufmerksamkeit beim Hören, mit langfristigen Folgen für die kognitiven Fähigkeiten».

Und Dr. Mercola erklärte bezüglich des Sehvermögens: «Ältere Menschen, die einen Sehverlust von 5/10 haben oder sogar das Gefühl haben, dass ihre Sehkraft beeinträchtigt ist, haben ein dreimal so hohes Risiko, kognitive Störungen zu entwickeln.»

Ursachen der Alzheimer-Krankheit

Es gibt zahlreiche Studien, die versuchen, die Ursachen zu bestimmen.

Im Jahr 2001 warnte Dr. Joseph Mercola vor der Verwendung von **Quecksilber** in der Zahnpflege. Er stellte fest, dass Amalgamfüllungen in den Zähnen in engem Zusammenhang mit der Entstehung der Alzheimer-Krankheit stehen. Darüber hinaus spielen für Dr. Mercola auch der Lebensstil und die Ernährung eine entscheidende Rolle, aber sie sind nicht die einzigen Faktoren, die mit dieser Krankheit in Verbindung stehen: Einige Medikamente, die als Anticholinergika bezeichnet werden und zur Behandlung von Allergien, Schlafstörungen und Depressionen verschrieben werden, wirken, indem sie Acetylcholin blockieren, eine chemische Substanz, die im Körper produziert wird und am Gedächtnis, am Lernen und an der Muskelaktivität beteiligt ist. Auch Medikamente gegen Parkinson, Psychosen und Epilepsie können das Risiko einer Alzheimer-Erkrankung erhöhen.

Der Biologe Professor Christopher Exley hat nachgewiesen, dass das Gehirn von Alzheimerpatienten häufig mit **Aluminium** vergiftet ist [2]. Dies soll auf Aluminiumhydroxid zurückzuführen sein, das sich in den Immunzellen anreichert, wo es normalerweise nicht hingehört. Aluminiumhydroxid wird beispielsweise als Hilfsstoff zur Konservierung von Impfstoffen verwendet (obwohl es aus Tierimpfstoffen entfernt wurde), in bestimmten Medikamenten und Lebensmitteln wie weißem Toastbrot, Margarine, Chips, Gebäck, industriell hergestellter Bäckerhefe, Zusatzstoffen und Farbstoffen. Man findet es auch im Leitungswasser, das damit gereinigt wird, anstatt es mit Eisensalzen zu reinigen; und auch in bestimmten Küchenutensilien oder Verpackungen wie Konserven oder Alufolie.

Sechs Faktoren, die das Risiko um 40 Prozent erhöhen können, an Alzheimer zu erkranken, sind Depression, Diabetes, Fettleibigkeit, Bluthochdruck, Bewegungsmangel, soziale Isolation. Diese Liste wurde im Juli 2020 beim Keele Meeting, benannt nach der englischen Universität Keele, ergänzt, und die Arbeit von Christopher Exley und anderen Forschern fügte neue Faktoren hinzu: Traumata des Gehirns bei Auto- oder Fahrradunfällen, übermäßiger Alkoholkonsum und Luftverschmutzung.

Dr. Marc Micozzis erklärt in einem Artikel in seiner Zeitschrift *Insiders' Cures* vom 10. November 2020: »Die Forscher vernachlässigen zwei Hauptrisikofaktoren für die Entwicklung der Alzheimer-Krankheit.« Zum einen ist das der Faktor Ernährung und Diät (Vernachlässigung der Zufuhr von grünem Gemüse, Obst, Hülsenfrüchten usw.), und zum anderen der Faktor Schlafqualität (Schlafen zu festen Zeiten, keine Bildschirmarbeit zwei Stunden vor dem Schlafengehen, keine elektronischen Geräte im Schlafzimmer, Raumtemperatur 18 Grad) [3].

Laut der France Alzheimer Association (Dezember 2020) verteilen sich die Risikofaktoren wie folgt: niedriges Bildungsniveau 7 Prozent; Hörverlust 87 Prozent, Schädel-Hirn-Trauma 37 Prozent, Bluthochdruck 27 Prozent, Fettleibigkeit 17 Prozent, Diabetes 17 Prozent, Rauchen 57 Prozent, Depression 47 Prozent, soziale Isolation 4 Prozent, Bewegungsmangel 27 Prozent, Luftverschmutzung 27 Prozent.

Der Molekulargenetiker Dr. Michael Nehls beobachtet in seinen Studien Störungen des unmittelbaren Gedächtnisses, einen Verlust des Orientierungssinns und einen Rückgang der kognitiven Fähigkeiten, der sich nicht entwickeln würde, wenn die Person sich täglich bewegen würde (Spaziergänge, Sport), eine ausgewogene Ernährung, guten Schlaf und ein regelmäßiges dynamisches Sozialleben hätte [4].

Der Neurologe Dr. Dale Bredesen argumentiert, dass Alzheimer durch Nahrungsmittelunverträglichkeiten, chronische Infektionen, Mangel an Nährstoffen und Hormonen, die für die Funktion des Gehirns unerlässlich sind, sowie durch toxische Substanzen im Gehirn (Schwermetalle) verursacht wird [5]. Einige geben Aluminium die Schuld, das vor allem in Kosmetika vorkommt.

Körperliche Betätigung aktiviert Gene, die mit der Langlebigkeit in Verbindung stehen, und zielt auf das Gen ab, das den BDNF (Brain-derived neurotrophic factor), das «Wachstumshormon des Gehirns», kodiert. Mit anderen Worten: Körperliche Betätigung (mindestens 30 Minuten pro Tag) sollte als eine Aktivität betrachtet werden, die die Bildung neuer Neuronen im Hippocampus fördert. Unabhängig von Ihrem Alter sollten Sie sich der Bedeutung von körperlicher Aktivität bewusst sein! Dies gilt umso mehr, wenn man bedenkt, dass Studien gezeigt haben, dass sehr aktive Menschen im Vergleich zu sitzenden Personen weniger Amyloid-Plaques aufweisen, wie sie für die Alzheimer-Krankheit auf neuronaler Ebene typisch sind.

Ich weise ebenfalls darauf hin, dass diese Studien die Vorteile für das Gehirn hervorheben, die Besuche von Kunstgalerien, regelmäßige Aktivitäten wie Stricken, Sticken, Lesen,

Dame, Karten, Puzzles, Gesellschaftsspiele oder Sport wie Qi Gong, Tai Chi, Tanzen (Tango) und Singen mit sich bringen. Es wird auch betont, wie wichtig es ist, den Blutzuckerspiegel regelmäßig zu überwachen, sowohl nüchtern als auch postprandial (nach dem Essen); denken Sie auch an den HOMA-Index (Insulinresistenz).

Anderen Studien zufolge wird die Alzheimer-Krankheit durch einen Mangel an Endocannabinoiden verursacht [6]. Im Juni 2014 entdeckten Forscher der Stanford University in Kalifornien tatsächlich ein Protein, das Beta-Amyloid, das Neuronen blockiert, was ebenso zur Krankheit führt wie die Blockade von Cannabinoidverbindungen, welche eine Verzögerung oder sogar Unterdrückung der Gehirnfunktion induziert.

Im Mai 2019 untersuchte das Team von Prof. Marc Tuszynski, Professor für Neurowissenschaften an der Universität von Kalifornien in San Francisco, den **BDNF (Brain Derived Neurotrophic Factor),** ein Protein, das in einem Bereich der Großhirnrinde produziert wird, für das Gedächtnis entscheidend ist und die Produktion neuer Gehirnzellen anregt. Ein hoher BDNF-Spiegel lässt uns schneller lernen, langsamer altern, sich besser an Dinge erinnern, wirkt aber auch als Antidepressivum und neutralisiert die negativen Auswirkungen von Stress im Gehirn.

Man erhöht seinen BDNF-Spiegel durch regelmäßige körperliche Betätigung, die das Gen aktiviert, das ein Signal zur Bildung von mehr BDNF sendet. Ebenso wichtig: Tanzen, Tai Chi, Musik, Zeit an der frischen Luft, soziale Beziehungen sowie eine zyklische mediterrane oder ketogene Diät. Die auf S. 28 näher beschriebenen Flavonoide regen die Produktion von

BDNF an. Sie kommen in verschiedenen Lebensmitteln vor, zum Beispiel in Cranberries, dunkler Schokolade mit 75 Prozent Kakaoanteil oder mehr, naturbelassenem grünem Tee, Oliven-, Lein-, Raps-, Hanf- und kaltgepresstem Öl, Sardinen, Makrelen, Lachsforelle, schwarzem Bio-Pfeffer und Bio-Gewürzen. Spargel, Bambussprossen, Gerste, Bio-Lauch, Knoblauchzehe, Erbsen, Süßkartoffeln, Linsen, Kohl, Kresse, rote Zwiebeln und Bio-Tomaten sind ebenfalls Verbündete. Das als Cortisol bekannte Stresshormon stoppt die Produktion von BDNF. Alle Stresssituationen sind daher schädlich. Diäten, die reich an Zucker und gesättigten Fetten sind, wie sie in Fastfood-Restaurants konsumiert werden, vermindern die BDNF-Produktion (Fastfood-Genozid).

Professorin Riona Mulcahy rät 2015 im *Journal of Alzheimer's Disease* 48(1), 261–277, zwecks Senkung des Risikos zu »täglicher körperlicher Bewegung und dem Verzehr von drei Carotinoiden, darunter Lutein, Zeaxanthin und Mesozeaxanthin, das von Lutein abgeleitet ist« [7]. Sie kommen in Fischöl (Krill), farbigen Früchten (Heidelbeeren, Brombeeren), grünem Gemüse (Spinat, Bio-Erbsen) vor; Lutein in Eigelb, gelbem Paprika, grünblättrigem Gemüse aus biologischem Anbau; Zeaxanthin in Blumenkohl, Brokkoli, Spinat, Karotten, rotem Paprika, Eigelb, Zitrusfrüchten, Bio; Vitamin E kommt in Bio-Ölen aus erster Kaltpressung (Lein, Hanf, Olive, Raps) und Bio-Trockenfrüchten vor. Mesozeaxanthin ist ein Carotinoid, das nicht in der Nahrung vorkommt, kann aber als Nahrungsergänzung 16 mg/Tag für 120 Tage oder 20 mg/Tag Lutein für 3 Monate bei Katarakt- und AMD-Risiko eingenommen werden.

Pflanzen, die den kognitiven Verfall verringern

Um dem kognitiven Verfall vorzubeugen, kann man Hilfe im Pflanzenreich finden (Dr. Paul Goetz):

- *Ginkgo biloba* L. mit 20 Prozent **Ginkgoliden,** angezeigt bei Gedächtnisverlust, Kreislaufschwäche, Ohrensausen, Tinnitus, wird in regelmäßigen Jahreszyklen (als Kur) eingenommen; kontraindiziert bei der Einnahme von Gerinnungshemmern, Aspirin, Aggregationshemmern, Antidepressiva, Antiepileptika oder Antipsychotika sowie für Personen mit Allergien, Asthma und Epilepsie. Wechselwirkungen mit blutdrucksenkenden Mitteln und Benzodiazepinen.
- *Bacopa monnieri* mit 20 bis 50 Prozent **Bacosid,** eine regulierende Pflanze, verlangsamt bei zyklischem Verzehr die Gehirnkrankheit, sofern diese bereits begonnen hat; sie hat eine starke neuroprotektive und tonisierende Wirkung auf Alzheimer. Trägt zur Erhaltung des Gedächtnisses bei. Kontraindiziert bei Darmverschluss, Emphysem, Harnwegsverstopfung, Schilddrüsenüberfunktion, schwangeren und stillenden Frauen (vgl. François Petitet, Pharmazeut und Kräuterhändler in Bordeaux). Es sind keine Wechselwirkungen bekannt. Lassen Sie sich im Zweifelsfall immer von Ihrem Gesundheitsexperten beraten!
- Regelmäßig Walnüsse, Haselnüsse, Kastanien, gemahlene Leinsamen und Mandeln aus biologischem Anbau verzehren.

- Saft aus Heidelbeeren, roten Beeren, Granatapfel, Brombeeren, Yucca, Bio-Weintrauben, Pinot Noir, Merlot (reich an **Resveratrol:** antioxidativ, entzündungshemmend, verhindert vorzeitiges Altern, daher neuroprotektiv; positive Auswirkungen auf die kardiovaskuläre Prophylaxe) oder Kapseln mit 50 mg/Tag als Kur. Resveratrol als Nahrungsergänzungsmittel ist kontraindiziert für Kinder unter 14 Jahren, schwangere und stillende Frauen, Frauen mit Brustkrebs in der Vorgeschichte und bei der Einnahme von Antikoagulanzien. Bei Patienten mit niedrigem Blutdruck ist es nicht angezeigt. Es sind keine größeren Nebenwirkungen bekannt.
- **Schwarzkümmel** (*Nigella sativa* L.) ist auch ein Verbündeter im Kampf gegen die Hirndegeneration, als getrocknete Früchte in Pulverform oder durch Extraktion in Form von Schwarzkümmelöl, verbessert das Gedächtnis und das Lernen dank seiner Flavonoide und Antioxidantien. Studien empfehlen die Verwendung von Schwarzkümmelöl, das aus dem Samen des Schwarzkümmels gewonnen wird, verdünnt in einem Öl; ½ Teelöffel/Tag 12 Wochen lang, um das Gehirn zu schützen und das Gedächtnis bei älteren Menschen zu verbessern. Oder Kapseln mit 300 mg/Tag zu den Mahlzeiten als 9-wöchige Kur. 1- bis 2-mal pro Jahr zu wiederholen. In hohen Dosen giftig. In den ersten drei Monaten der Schwangerschaft kontraindiziert.
- **Safran** (*Crocus sativus* L.) soll den kognitiven Verfall dank der Aminosäure, einer Vorstufe des Wohlfühlhormons Serotonin, und der antioxidativen Carotinoide, die die

Verdauung fördern und die Magenfunktion regulieren, bei Alzheimer-Patienten (im leichten bis mittleren Stadium) verringern. 0,1 g Safranpulver als Kräutertee in einer 15-tägigen Kur 3- bis 4-mal pro Jahr zubereiten. Vorsichtsmaßnahmen für schwangere und stillende Frauen.

- **Majoran** (*Origanum majorana* L.): Seine Ursolsäure ist ein starker ACE-Hemmer (Acetylcholinesterase ist ein Enzym im Nervengewebe, das den Neurotransmitter Acetylcholin hydrolysiert und in inaktives Cholin und Acetat aufspaltet), stimuliert das Gedächtnis. Ist nützlich bei Krämpfen und kann in Form von ätherischem Bio-Öl zur täglichen atmosphärischen Diffusion verwendet werden. Nicht geeignet für Allergiker und Epileptiker. Im Allgemeinen wird 1 Teelöffel Trockenextrakt in einem Becher empfohlen, der über den Tag verteilt getrunken wird, oder 2 bis 4 Kapseln pro Tag. Vorsicht bei schwangeren und stillenden Frauen.
- **Rosmarin** (*Rosmarinus officinalis* L.): CT-1,8-Cineol (Rosmarinsäure) ist ein Gehirntonikum, das das Gedächtnis stimuliert und die Konzentration unterstützt. Es kann in Form von ätherischem Bio-Öl zur täglichen Diffusion oder als Tee aus den Blättern in Bio-Qualität verwendet werden: 3 Tassen pro Tag vor 17 Uhr. Kontraindiziert bei Allergien oder Verstopfung der Gallenwege.
- **Schwarze Johannisbeere** (*Ribes nigrum* L.) ist ein gutes Venentonikum. Ihre Blätter, Knospen und Beeren sind reich an Vitamin C und Vitamin B. Sie haben antioxidative, entzündungshemmende und schmerzstillende Eigenschaften. Die Blätter können als Tee getrunken werden:

1 EL Suppe auf 250 ml Wasser, 4 Tassen pro Tag, 15 Tage lang, vor 17 Uhr trinken. Für andere Anwendungen (Tinktur-Gemmotherapie) lassen Sie sich beraten, da es Kontraindikationen gibt, insbesondere für schwangere und stillende Frauen und für Personen, die ein herzbedingtes Ödem hatten oder eine Niereninsuffizienz aufweisen.

- **Berberin** ist ein Alkaloid, das aus mehreren Pflanzen gewonnen wird, darunter die chinesische Koptis, die Berberitze und die Oregon-Traubenwurzel. Es hat eine neuroprotektive Wirkung, hemmt die Produktion von Amyloiden, fördert deren Ausscheidung und bietet einen wirksamen Schutz für die Darmwand. Es hilft, das Gedächtnis zu erhalten. Bei einer Überdosierung von 10 mg/Tag (ein Entzündungshemmer, der nicht bei Covid-19 eingenommen werden sollte), kommt es zu Hypoglykämie, Blutdruckabfall und gerinnungshemmenden Wirkungen (Anses, Nov. 2019 und french.mercola.com).

  Und außerdem:
- Das **Coenzym Q10** ist eine wertvolle Unterstützung im Kampf gegen den durch Alzheimer induzierten kognitiven Verfall. 200 mg über den Tag verteilt; von Forschern aus aller Welt untersucht (Littaru GP, Langsjoen P., Coenzyme Q10 and statins: biochemical and clinical implications. *Mitochondrion* 2007 Jun; 7 Suppl.: 168-74).
- **Serrapeptase** ist ein Enzym, das von einem Bakterium im Verdauungssystem der Seidenraupe produziert wird. Es wirkt als starkes entzündungshemmendes Mittel und kann Amyloid-Plaque auflösen, weshalb sie für die Prävention von Alzheimer von Interesse ist. 1 Kapsel zu 10 mg/Tag.

Für Allergiker nicht geeignet. Der deutsche Arzt Dr. Hans Alfred Nieper (1928 – 1998) entdeckte seine Eigenschaften.

- **Silizium** (Kieselerde) ist ein Spurenelement, das die Bildung von Kollagenfasern anregt und die Knochen remineralisiert. Es ermöglicht eine bessere Bindung von Kalzium, verringert die Aufnahme von Aluminium im Verdauungstrakt und erleichtert dessen Ausscheidung im Urin. Silizium ist in einigen Mineralwässern enthalten: Salvetat (72 mg), Volvic (13,7 mg), Evian (15 mg) und in Bio-Vollkorngetreide (Hafer, Gerste), Datteln, Bio-Bananen sowie in Brennnessel, Schachtelhalm und Tabashir-Bambus (70 Prozent); der Verzehr von 90 mg Silizium pro Tag soll den Prozess der Alzheimer-Krankheit verlangsamen. Silizium kommt in der Natur sehr häufig vor: 25 Prozent der Erdkruste bestehen aus Silizium. Rudolf Steiner sagte, dass ohne Silizium «die Welt eine horizontale Welt wäre».
- **Ätherische Öle:** In Japan haben Forscher festgestellt, dass das Versprühen von biologischen ätherischen Ölen oder sogar das mehrmalige Einatmen von Ölen pro Tag ideal für die Rehabilitation des Geruchssinns von Alzheimer-Patienten ist. Sie sind nämlich reich an Citronellol, Geraniol, Limonen und Linalool, die man in Rosmarin, Lavendel und Orangenblüten findet. In Frankreich hat eine Studie in drei Krankenhäusern der Assistance Publique Auswirkungen auf die Verhaltens- und Schlafstörungen der Patienten nachgewiesen. Ätherische Öle sind für schwangere und stillende Frauen, Kinder unter 14 Jahren und Epileptiker kontraindiziert. Außerdem haben einige von ihnen Wech-

selwirkungen mit Medikamenten. Konsultieren Sie vor der Verwendung eine medizinische Fachkraft.

- Agro Media empfiehlt das Getränk **Souvenaid** – ein mit Nährstoffen angereichertes Getränk aus der Gascogne, welches das Gedächtnis verbessern und die kognitiven Funktionen im mittleren Stadium der Krankheit wieder herstellen soll.
- Der Pilz ***Hericium erinaceus*** verbessert die kognitiven Funktionen auf globale Weise. Er reduziert die Bildung von Amyloid-Plaques und schützt das Gehirn vor den Folgen des Alterns. Bei Magenübersäuerung ist er am Ende einer Mahlzeit und als Kur über 1 bis 4 Monate in einer Dosierung von 500 mg bis 1,5g/Tag nach ärztlichem Rat einzunehmen. Er sollte 10 Tage vor einem chirurgischen Eingriff abgesetzt werden.
- Lebensmittel, die reich an **Fulvinsäure** sind, tragen dazu bei, bestimmte Mechanismen der Neurodegeneration von Gehirnzellen zu bekämpfen. Man findet sie in Roter Bete, Karotten, Rüben, Pastinaken, Süßkartoffeln, Kartoffeln, Ingwer, Zwiebeln, Frühlingszwiebeln, Lauch, Schalotten, Bio-Knoblauch, schwarzer Melasse, Algen und Seetang.
- Dr. Mercola erklärt in seinem am 4. August 2021 auf der Website french.mercola.com veröffentlichten Artikel «Kräuter zur Förderung der Gehirnleistung» die Vorteile des regelmäßigen Verzehrs von Petersilie, Thymian, Kamille, Sellerie, Oregano, Koriander, Estragon, Basilikum, Brokkoli, Kirschen, Tomaten, Gerste und Ashwagandha *(Withania somnifera)*, um die Gehirnleistung mittels **Apigenin** zu steigern. Letzteres ist ein Flavonoid,

ein starkes antioxidatives und entzündungshemmendes Mittel, das die Auswirkungen von oxidativem Stress reduziert. Bei Untersuchungen wurden eine Verringerung der Amyloid-Plaques und eine Verbesserung der kognitiven Fähigkeiten festgestellt.

Tests und Diagnostik

Generell sind genetische, erblich bedingte Faktoren zu überprüfen. Der Arzt wird auch jährlich die Schilddrüsenfunktion, den Cholesterin- und Triglyceridspiegel im Blut sowie die Elektrophorese oder das Proteinogramm (EPP) der Lipoproteine überprüfen, um deren Konzentration zu ermitteln. Wenn diese Werte trotz guter Ernährungsgewohnheiten und körperlicher Aktivität erhöht sind und zusätzlich kognitive Störungen, Sprachstörungen, Gedächtnisstörungen, Verhaltensstörungen und Persönlichkeitsstörungen auftreten, wird die Ärztin zusätzlich eine Apo-E-Genotypisierung verordnen.

Der **Addenbrooke's Cognitive Examination Test** (ACE-III) ermöglicht eine Beurteilung nach 30 Minuten, dann vier Wochen und 12 Monate später, um die Veränderung der kognitiven Fähigkeiten zu beurteilen.

Eine hippokampale **Magnetresonanztomographie (MRT)** kann durchgeführt werden, um Anomalien im Gehirn zu erkennen. Sie ist nicht invasiv und wird häufig durch eine **PET (Positronen-Emissions-Tomographie)** ergänzt, bei der die Gehirnaktivität und die Anatomie der Organe dreidimensional erfasst werden.

Forscher der Iowa State University, darunter Brandon Klinedinst (veröffentlicht in *Why Doctor* am 11.12.2020, in Anlehnung an das *Journal of Alzheimer Disease* vom Nov. 2020 [8]), führten zwischen 2006 und 2010 bei 1787 Erwachsenen im Alter von 46 bis 77 Jahren in Großbritannien den **Fluid Intelligence Test (FIT)** durch und werteten ihn zwischen 2012–2013 und 2015–2016 aus [2]. Dieser Test ermittelt die Fähigkeit, situativ zu denken und Probleme zu lösen.

Ziel der Studie war es, bestimmte Nahrungsmittel mit der kognitiven Fähigkeit in Verbindung zu bringen. Das Ergebnis: Was wir essen, kann einen direkten Einfluss auf unsere kognitive Fähigkeiten haben. Käse erwies sich als das Lebensmittel mit dem größten Schutz vor altersbedingten kognitiven Problemen, und ein Pinot Noir ohne Sulfit könnte bei mäßigem Konsum die kognitiven Funktionen verbessern.

Es gibt auch den **MMST (Mini-Mental-Status-Test)**, der den Grad der Alzheimer-Demenz berechnet, oder den **Folstein-Test,** der aus 30 Fragen besteht, mit denen die kognitiven Funktionen wie das Gedächtnis bewertet werden können, sowie den **Test nach Bisiach,** der ein visuell-räumlicher Bewertungstest ist; der **TEA-Test** wird verwendet, um die Aufmerksamkeit zu bewerten.

Man kann zudem auf den **OCT-Test** [10] zurückgreifen; mithilfe dieser Untersuchung zur hyperspektralen Bildgebung der Netzhaut, die mit einer kleinen Kamera durchgeführt wird und bei der das von der Netzhaut gestreute Licht gemessen wird, kann man die Krankheit in einem frühen Stadium erkennen. Man sagt, dass die Augen das Fenster der Seele sind.

Um die erhöhte Durchlässigkeit der Blut-Hirn-Schranke zu überprüfen, wird der **Cyrex-Array-20-Test** (erhältlich in den USA, in Kanada, Irland und Großbritannien) verwendet. Dieser Test bestätigt die Hyperpermeabilität der Blut-Hirn-Schranke. «Er ist weniger invasiv und kann die zugrundeliegende Neurodegeneration mit hoher Genauigkeit nachweisen», so Dr. Abdul Hye, Forscher am King's College.

Ein **Bluttest auf das Protein FKBP52** ermöglicht ebenfalls eine frühe Diagnose der Krankheit. Im Mai 2019 entdeckte das Team von Professor Etienne-Emile Beaulieu am INSERM, dass sich dieses Protein an das TAU-Protein (das für das reibungslose Funktionieren der Neuronen notwendig ist) anheftet und es zerstört.

Behandlung mit medizinischem Cannabis

Zahlreiche Wissenschaftler auf der ganzen Welt untersuchen das enorme therapeutische Potenzial von medizinischem Cannabis bei dieser Erkrankung, die immer mehr Menschen betrifft.

Laut dem unabhängigen gemeinnützigen wissenschaftlichen Forschungsinstitut in JOLLA, Kalifornien (SALK Institut), eliminieren Cannabinoide die Alzheimer-Proteine, welche Plaques in den Gehirnzellen bilden.

Dr. Ethan Russo, Forscher auf dem Gebiet der Psychopharmakologie, Direktor des Internationalen Instituts für Cannabis und Cannabinoide (ICCI), Absolvent der Massachusetts School of Medicine, meldet der Enecta-Redaktion am

15. Januar 2019: «Cannabidiol ist wirksam, weil es entzündungshemmende Wirkungen hat, Schmerzen reduziert und das Gehirn vor degenerativen Krankheiten wie Alzheimer schützen könnte; es hat sich bei der Behandlung von schweren Krampfanfällen als wirksam erwiesen.» Ethan Russos Arbeit zufolge spielt Anandamid, das körpereigene Cannabinoid, eine Rolle bei der Übertragung von Serotonin (ein Neurotransmitter, der in den meisten Geweben des Körpers vorkommt und dort vermittelt) sowie bei der Schmerzmodulation. Bei einem Mangel an Anandamid sind THC und CBD die besten Ersatzstoffe.

Der Biophysiker Fritz-Albert Popp, Leiter eines Forschungszentrums in Deutschland, belegt die Wirkung der **Mora-Therapie** [1]. Mithilfe eines Geräts, das den bioenergetischen Zustand eines Patienten beurteilt, löst sie die Selbstregulation aus, um verzerrte Informationen zu eliminieren. Die Anzahl der erforderlichen Sitzungen richtet sich nach dem Schweregrad der Erkrankung des Patienten. Man beginnt mit einer Sitzung pro Woche und dann alle drei bis sechs Wochen.

Sonia Garel ist Neurobiologin, Leiterin der Abteilung für Entwicklung und Plastizität des Gehirns am Institut für Biologie der Ecole Normale Supérieure in Paris sowie Professorin am Collège de France und wurde mit zahlreichen internationalen Preisen ausgezeichnet. Ihre neusten Studien zeigen, dass das Gehirn auch im Erwachsenenalter weiterhin neue Neuronen produziert, und zwar 5000 pro Tag, insbesondere im Hippocampus, dem Bereich des Gehirns, der eine wichtige Rolle für das Gedächtnis, das Lernen und die räumliche Orientierung spielt.

Forscher an der Stanford University in Kalifornien publizierten am 18. Juni 2014 zu den frühen Symptomen der

Alzheimer-Krankheit. Sie entdeckten ein toxisches Protein, das **Beta-Amyloid** (Marker für die Alzheimer-Krankheit), das die Verstopfung von Neuronen verursacht und so zu Alzheimer führt. Das selbe Protein ist für die Blockierung von Cannabinoidverbindungen verantwortlich, was zu einer Verlangsamung oder sogar Unterdrückung der Gehirnfunktion führt. Ein Mangel an Cannabinoiden soll jedoch für Alzheimer verantwortlich sein. THC konnte die Aggregation von Beta-Amyloid reduzieren oder sogar verhindern [2]. THC und andere Verbindungen können die zelluläre Eliminierung von Beta-Amyloid fördern und die Entzündung der Nervenzellen stoppen, sodass diese überleben können.

Chuanhai Cao, Doktor der Neurologie am Byrd-Institut (USF Health Byrd Alzheimer's Institute) in den USA und Spezialist für diese Krankheit, schreibt 2014: «Da THC ein natürlicher und relativ sicherer Amyloidhemmer ist, können THC oder seine Analoga dazu beitragen, in Zukunft eine wirksame Behandlung zu entwickeln.» Nach der Inhalation gelangt THC sehr schnell, in weniger als zehn Minuten, in den Blutkreislauf. Aufgrund seiner Affinität zu Fetten setzt es sich in lipidreichen Geweben fest, vor allem im Gehirn. Es kann zwei bis drei Wochen dauern, bis THC vollständig aus dem Körper ausgeschieden ist. In den Haaren findet man es sogar noch Monate nach dem Konsum. Im Gegensatz zu Heroin, das auf das Atemzentrum wirkt, oder Kokain, das die Herz-Kreislauf-Funktionen verändert, greift THC nicht in die lebenswichtigen Funktionen ein. Bis heute ist kein einziger Todesfall bekannt, der auf eine Vergiftung allein durch Cannabis zurückzuführen ist.

Cannabis tötet die Gehirnzellen nicht ab. Es soll sogar die Neurogenese fördern. Die Kombination aus THC und CBD reduziert die Mikrogliose erheblich. Synthetisches Delta-9-THC allein verabreicht – 2,5 mg Dronabinol, am Abend eingenommen – verringert die nächtliche motorische Aktivität und Unruhe.

CBD wirkt auf die Rezeptoren für Schmerzempfinden, Euphorie, Angst und Stress. Die Patienten gewinnen ihre Lebensfreude zurück. Außerdem beugt es der Neurodegeneration des Hippocampus und des Kortex vor [4]. Es schützt vor Neurotoxizität, verbessert Essstörungen, die Schlafqualität und Angstzustände. Die beste Dosis von CBD ist nicht die höchste, sondern eher eine moderate Dosis, da es zu Wechselwirkungen mit Medikamenten kommen kann. Ebenso kann zu viel THC Angstzustände und Stimmungsschwankungen verstärken. Wenn ein langfristiger Gebrauch geplant ist, sollten Sie Ihren Arzt um einen Bluttest der Leberfunktion (Enzyme) bitten, der die Funktionsfähigkeit der Leber beurteilt.

Dr. Michael Bloomfield und sein Team von der Abteilung Psychiatrie am University College London der British Medical Association haben in einer Studie über Cannabidiol vom August 2020 nachgewiesen, dass es den Blutfluss im Hippocampus des Gehirns verbessert, dem wichtigen Bereich des Gehirns, der mit Gedächtnis und Emotionen in Verbindung gebracht wird. Die Forscher maßen den Blutfluss zum Hippocampus mithilfe von Arterial-Spin-Labeling im Kernspintomographen, einer Markierung, die Veränderungen im Sauerstoffgehalt des Blutes misst. CBD erhöhte den Blutfluss in den Hippocampus sowie in den orbitofrontalen Kortex erheblich. Wir erinnern daran, dass bei dieser Krankheit die Kontrolle des Blutflusses gestört ist.

Deutsche Forscher, die 2018 von ihren Kollegen an der Hebräischen Universität Jerusalem unterstützt wurden, bestätigen das Potenzial von Cannabis, die Degeneration von Gehirnzellen zu bekämpfen. Mit zunehmendem Alter nimmt die Menge an natürlich gebildeten Cannabinoiden im Gehirn ab, erklärt Dr. Andréas Zimmer vom Institut für Molekulare Psychiatrie der Universität Bonn. Die Behandlung mit THC scheint diese molekulare Uhr zurückzudrehen, wodurch die Lebensbedingungen von Menschen mit kognitiven Behinderungen und Verhaltensstörungen verbessert werden können.

Begriffserklärung

Hippocampus: Ein kleiner Bereich des Gehirns, der eine sehr wichtige Rolle für das Gedächtnis und das Lernen spielt. Seine Schrumpfung ist ein Biomarker für die Alzheimer-Krankheit.

Patientengeschichten

Diese klinischen Fälle stammen aus der Fondation des Tilleuls in Genf, einem Heim mit 55 Bewohnern, das auf die Betreuung älterer Menschen mit schweren kognitiven Beeinträchtigungen, darunter Demenzen vom Alzheimer-Typ, spezialisiert ist. Direktor James Wampfler und Aurélie Revol, Psychomotorikerin, denen ich für den Empfang und die Behandlungsdaten danke, haben mir erlaubt, Folgendes zu veröffentlichen:

Fall 1: Eine 1935 geborene Frau, die sich bewegt und allein isst; sie kann einige Worte wechseln. Alle anderen täglichen Aktivitäten erfordern Hilfe. Sie tritt 2018 in die Stiftung ein. Zuvor wurde sie mit 20 mg Morphin pro Tag sowie dreimal täglich 0,7 mg Haldol behandelt (von 2016 bis 2018). Sie akzeptiert es nicht mehr, in ihrem Bett zu schlafen, schläft mehrere Monate lang im Sitzen, was zu Ödemen in den Beinen führt. Sie lehnt jede Körperpflege ab, lächelt nicht und ist sehr reizbar.

Bei ihrer Ankunft in der Stiftung wird ihr Morphin in einer Dosierung von 7,5 mg dreimal täglich zu den Mahlzeiten und gleichzeitig medizinisches Bio-Cannabisöl verabreicht: 3 mal 13 Tropfen, d. h. anfangs 9,6 mg THC und 11 mg CBD pro 24 Stunden.

Nach einigen Tagen der Behandlung schläft die Frau wieder in ihrem Bett. Sie akzeptiert wieder punktuell die Körperpflege, den Kontakt mit anderen Bewohnern, mit dem Pflegepersonal, zu dem sie sogar den Kontakt sucht. Sie lächelt und lacht wieder und kann sich, wenn sie gut betreut wird, auch für kurze Zeit an einer Aktivität beteiligen.

Fall 2: Eine 1956 geborene Frau, die keine verbale Sprache mehr hat und Hilfe bei allen täglichen Aktivitäten, einschließlich des Essens, benötigt und außerdem wöchentliche epileptische Anfälle hat. Bevor sie in die Stiftung kam, bestand ihre Behandlung von 2015 bis 2018 aus: Haldol 1,5 mg dreimal täglich, und 2016 zusätzlich Nozinan 3 mg fünfmal täglich bis 2018. Die Patientin schreit nonstop mit hoher Intensität, außer wenn sie schläft. Therapeutische oder soziale Strategien zur Beruhigung der Patientin sind unwirksam.

Bei ihrer Aufnahme in der Klinik Linde wird ihr dreimal täglich 300 mg Orifril und 11 Wochen lang Morphintropfen mit

2,5 ml pro Tag verabreicht. Das Pflegeteam fügt medizinisches Bio-Cannabisöl hinzu, das 9,6 mg THC (3 mal 8 Tropfen/24h) und 336 mg THC-freies CBD (epileptische Abdeckung).

Einige Tage nach Beginn der Behandlung schreit sie nicht mehr, ohne jedoch lethargisch zu sein. Es gibt zwar punktuell einige Episoden von Anfällen, aber kein Vergleich in Intensität und Dauer vor der Behandlung mit therapeutischem Cannabis. Durch die Behandlung mit CBD zur Linderung ihrer epileptischen Anfälle hat sich deren Häufigkeit stark verringert: von 1 bis 2 pro Woche auf 1 pro Monat. Der Kontakt wird erleichtert; die Patientin nimmt an neuen Aktivitäten teil (z. B. Schwimmbad). Auch die Pflege wurde einfacher, und sie isst, wenn ihre Nahrung püriert wird.

In dieser Einrichtung variieren die Dosierungen mit standardisiertem Bio-Cannabisöl von 11 bis 21 mg/Tag CBD und 9,6 mg bis 20,4 mg THC pro 24 Stunden. Dieses Öl wird auf ein Stück Schokoladenkuchen getropft oder in Apfelkompott eingerührt. Die Dosierung wird anhand des Tagesberichts des Pflegepersonals angepasst, der wöchentlich dem Bezugsarzt und dem Psychiater vorgelegt wird, die die Dosierung je nach Spastik, Schluckstörungen, Angstzuständen, Schlaflosigkeit und Appetitlosigkeit anpassen. Die Cannabinoid-Tinktur (CBD-CBDV-CBC-CBG-CBN-THC-THCV) wurde aufgrund des Auftretens von Aphthen bei einigen Patienten ausgeschlossen. Das Öl hatte keine unerwünschten Nebenwirkungen.

Epilepsie

Die wichtigsten Symptome der Epilepsie

Die Fondation Française pour la Recherche sur l'Epilepsie (Französische Stiftung für Epilepsieforschung) schätzt, dass Epilepsie nach Alzheimer die zweithäufigste neurologische Erkrankung in Frankreich ist. Sie wird im Jahr 2020 etwa 600 000 Menschen betreffen. Ihr Ursprung liegt im Gehirn und hängt mit abnormalen Entladungen innerhalb neuronaler Netze zusammen, die mithilfe des Elektroenzephalogramms (EEG) erkannt und aufgezeichnet werden können.

Die Anfälle sind sehr unterschiedlich, unvorhersehbar und oft kurz, weshalb es besser ist, über die diversen Epilepsieformen und Behandlungen zu sprechen, die auf jeden Patienten individuell zugeschnitten sind. Es gibt generalisierte Anfälle, die das gesamte Gehirn mit oder ohne Bewusstseinsverlust betreffen, und partielle Anfälle, bei denen die Entladung nur einen begrenzten Teil des Gehirns betrifft. Es ist wie ein Kurzschluss in einem Stromkreis; die Neuronen (Nervenzellen) befinden sich in einem Zustand der Übererregung. Es ist eine doppelte soziale Erkrankung, aufgrund der Blicke der anderen und ihrervorgefassten Meinungen.

Ursachen der Epilepsie

Unter den verschiedenen aufgelisteten Arten von Epilepsie tritt die symptomatische Epilepsie entweder nach einer angeborenen Fehlbildung, als Folge von Geburtsleiden, nach einem

Schädeltrauma, einem Schlaganfall, einem Tumor, Infektionen oder auch nach Hirnfehlbildungen auf.
Wir sprechen von

- kryptogener Epilepsie, wenn die Ursache vermutet, aber nicht diagnostisch nachgewiesen werden kann.
- idiopathischer Epilepsie bei Erwachsenen: Sie ist häufig generalisiert, stammt aus der Kindheit oder Jugend und ist das Ergebnis der Interaktion zwischen mehreren Genen und der Umwelt.

Beim **Dravet-Syndrom** – einer seltenen genetischen Erkrankung, die 1978 von Charlotte Dravet beschrieben wurde und bei Kindern schwere epileptische Anfälle auslöst – weisen 80 Prozent der Betroffenen Mutationen im SNC1A-Gen auf, das eine wichtige Rolle bei der Kontrolle der neuronalen Erregbarkeit spielt [1] (Plummer und Meisler 1999). Während Fieber ein Auslöser ist, führen Blitzlichtgewitter, Sonnenlicht, Computerbildschirm, Fernsehen, Temperaturschwankungen, körperliche Anstrengung oder Aufregung zu photoempfindlichen Epilepsien.

Das **Lennox-Gastaut-Syndrom (LGS)** ist eine schwere epileptische Enzephalopathie bei Kindern mit drei Hauptanfallsarten: atypischen Absenzen, axial tonischen Anfällen und plötzlichen atonischen oder myoklonischen Stürzen. Es äußert sich in einer verlangsamten geistigen Entwicklung mit Persönlichkeitsstörungen und im Laufe der Zeit in einer kognitiven Beeinträchtigung. Es gibt nicht unbedingt eine einzige zugrundeliegende Ursache. Wenn dies der Fall war, wurden angeborene Probleme, Hirnmissbildungen oder manchmal eine Infektion des zentralen Nervensystems (ZNS) festgestellt.

Nützliche Pflanzen

Wie so oft können bestimmte Pflanzenarten mit therapeutischen Eigenschaften die Pharmakopöe, die üblicherweise zur Linderung der Symptome verschrieben wird, ergänzen.

So wird **Koriander** (*Coriandrum sativum*) als muskelentspannendes Massagemittel (ätherisches Öl und Pflanzenöl mischen), als traditionelles Antikonvulsivum, krampflösendes Mittel und Vitamin-K-reiches Antioxidans verwendet. Sie wird jedoch nicht empfohlen, wenn der Patient Antikoagulantien einnimmt. Geoff Abbott, Professor für Physiologie und Biophysik, weist nach, dass diese Pflanze Kaliumkanäle im Gehirn aktiviert, wodurch die epileptische Aktivität reduziert werden kann, und sie hilft bei Resistenz gegen herkömmliche Behandlungen bei schweren epileptischen Anfällen [2]. Koriander sollte in den ersten drei Monaten der Schwangerschaft nicht verzehrt werden, da er eine östrogenstimulierende Wirkung auf das Gewebe der Gebärmutter und der Brüste hat, welche die Einnistung verhindert. Dies ist der progesteronähnliche Effekt. Forscher haben im Grab von Tutanchamun in Ägypten Mericarpien (Teilfrüchte) von Koriander gefunden.

Auch der **Walnussbaum** (*Juglans regia* L.) kann sich als nützlich erweisen. Wie der Eibisch verlangsamt er die Aufnahme von Zucker in den Blutkreislauf und bekämpft die Durchlässigkeit des Darms.

Basilikum (*Ocimum basilicum* L.), das entweder gekaut (rohe Blätter) oder als Abkochung über den Tag verteilt in einer Menge von 100 g/Liter getrunken wird. Es reduziert die krampfartige Aktivität im Gehirn dank Eugenol.

Ebenfalls gegen nervöse Spasmen eingesetzt werden die **krause Petersilie** (*Petroselinum crispum* Mill.) und der **Estragon** (*Artemisia dracunculus* L.), die frisch gekaut werden.

Im Bereich der Ernährung sollte die **ketogene Diät** in Betracht gezogen werden, die seit über 100 Jahren zur Behandlung bestimmter Formen von Epilepsie eingesetzt wird. Es handelt sich um eine fettreiche und zuckerarme Diät: 50 g Kohlenhydrate pro Tag, 75 Prozent Fett und 20 Prozent Eiweiß. Sie sollte zyklisch auf Anraten von Gesundheitsexperten durchgeführt werden. Empfohlen werden: Bio-Pflanzenöle aus erster Kaltpressung (Oliven, Hanf, Leinen, Nuss, Kokos, Raps), Zitronensaft, Kiwis, Chiasamen, Mandeln, Bio-Getreide, Leinsamen, Hanf, Bio-Oliven, Bio-Avocado, Spinat, Salat, Bio-Gurken, Spargel, Pilze, Fisch (Sardinen), Geflügel, Eier, Bio-Schaf- und Ziegenkäse (100 g pro Tag). Und in Maßen auch zuckerfreier Kaffee.

Tests und Diagnostik

Zunächst einmal gilt: «Es gibt keine Epilepsie ohne klinischen Anfall.» Der Neurologe wird mit einer genauen Befragung beginnen, gefolgt von klinischen Untersuchungen. Anschließend stehen dem Arzt mehrere Möglichkeiten zur Verfügung:

- Das **Video-EEG-Monitoring** ist eine Untersuchung, bei der die Gehirnaktivität aufgezeichnet wird und man die Wellenspitzen, ihr Aussehen und ihre Frequenz erkennen kann. Bei der Videoaufzeichnung werden die Bewegungen des Patienten festgehalten.

- Mit der **Magnetresonanztomographie (MRT)** lässt sich die für die Anfälle verantwortliche Anomalie im Gehirn lokalisieren. Die funktionelle Bildgebung ermöglicht es, den Blutfluss im Gehirn in der epileptogenen Zone zu beurteilen. **Pet-Scan** (Tomographie) und SPECT messen den Glukoseverbrauch in diesem Bereich.
- Mit der **Magnetresonanz-Elastographie**, einem Ultraschall-Bildgebungsverfahren, kann man eine beginnende temporale Epilepsie, eine der behandlungsresistentesten Formen, erkennen (laut Forschern des Beckman Instituts der Universität von Illinois, USA, veröffentlicht am 2. September 2018 in der Zeitschrift *Neuro Image Clinical*).

Aktuelle Behandlungen

Die Wahl eines Medikaments beruht auf der Analyse der Art der Epilepsie und des Verträglichkeitsprofils, der Wechselwirkungen mit möglichen Verhütungsmitteln und der schädlichen Auswirkungen bestimmter Moleküle auf die kognitive Entwicklung des Kindes in utero während einer Schwangerschaft. Unabhängig von der durchgeführten Behandlung müssen regelmäßig Leber- und Nierenwerte überprüft werden.

Zu den derzeit verschriebenen medikamentösen Behandlungen gehören klassische **Antikonvulsiva** (Benzodiazepine: Clobazam, Diazepam, z.B. Valium; Barbiturate: Phenobarbital, z.B. Gardenal; Natriumvalproat: Depakine sowie neue Antikonvulsiva wie das Benzodiazepin Leviteracetam (Keppra), Lamotrigin (Lamictal), Topiramat (Épitomax)). Diese Liste ist nicht vollständig.

Manchmal wird auch eine Operation durchgeführt, die verschiedene Verläufe haben kann: Bei pharmakoresistenten

Epilepsien mit einem lokalisierten epileptogenen Herd wird dieser Bereich vom Neurochirurgen entfernt. Es können auch Elektroden eingesetzt werden, die entweder auf der Oberfläche des Gehirns angebracht oder innerhalb des für die Anfälle verantwortlichen Bereichs implantiert werden.

Einige Chirurgen stimulieren den Vagusnerv mit einem Schrittmacher, der operativ unter dem linken Schlüsselbein implantiert wird. Der Schrittmacher enthält eine Batterie, die mit einer Elektrode verbunden ist, die mit dem Vagusnerv in Kontakt steht. Diese wird elektrische Impulse an die verschiedenen Gehirnregionen und die epileptogene Zone weiterleiten. Das Implantat kann diese elektrischen Signale dann modulieren, um sie zu verschieben (veröffentlicht in der Zeitschrift *Nature Biomedical Engineering*).

Eine andere chirurgische Methode, die **Kortektomie,** besteht in einer sehr begrenzten Resektion des Gehirnbereichs, in dem die epileptogene Zone individualisiert wurde, entweder Temporal- oder Frontallappen. Auch die **Radiochirurgie** kann angewandt werden. Dabei wird die epileptogene Zone mit konvergierenden Strahlen mit einer sehr hohen Strahlungsleistung mit dem Gamma Knife bestrahlt, einem Gerät, das für neurochirurgische Behandlungen verwendet wird. Der Vorteil dieser Technik ist, dass sie nicht invasiv ist und nur die defekten Zellen zerstört.

Behandlung mit medizinischem Cannabis

Der israelische Kinderarzt Adi Aran, Leiter der Abteilung für pädiatrische Neurologie am Shaare-Zedek-Krankenhaus in Jerusalem und Berater des Gesundheitsministeriums für medizinisches Cannabis, verschreibt Epileptikern seit mehreren Jahren therapeutisches Cannabis, und die Anfälle seiner Patienten wurden um 50 Prozent verringert. Therapeutisches Cannabis ist in Israel seit 2006 zugelassen (Quelle: www.timesofisrael.com).

2005 zeigten Forscher um Zhang Xia in einer Studie der Universität von Saskatchewan in Kanada, dass eine synthetische THC-Verbindung die Bildung von Gehirnzellen im Hippocampus, der Region, die für Gedächtnis, Lernen und Emotionen zuständig ist, um 40 Prozent steigert. Laut einer in Brasilien durchgeführten Studie, die in *The International Journal of Neuropsychopharmacology* veröffentlicht wurde, kann CBN (Cannabinol) auch zur Zellbildung im Bereich des Hippocampus beitragen, dem einzigen Teil des Gehirns, der auch im Erwachsenenalter weiter wächst.

Es wurde auch festgestellt, dass CBD und THC die Neurogenese anregen. Bei Menschen mit Lennox-Gastaut-Syndrom, so Dr. Elizabeth Thiele vom Massachusetts General Hospital in den USA, «hat die Verwendung von therapeutischem Cannabidiol in Kombination mit anderen Antiepileptika die Häufigkeit von Anfällen signifikant reduziert». Eine randomisierte Studie mit gereinigtem Cannabidiol und einem Standard-Antiepileptikum wurde über 14 Wochen mit Patienten im Alter von 2 bis 55 Jahren durchgeführt, die gegen konventionelle Behandlungen resistent waren. Am Ende der Studie waren Anfälle und Stürze in der Gruppe, die Cannabidiol erhielt, um 43,9 Prozent und in der Gruppe, die ein Placebo erhielt, um 21,8 Prozent zurückgegangen (veröffentlicht in der Zeitschrift *The Lancet* vom 17. März 2018 von Elizabeth A. Thiele et al.; Vol.391 Nummer 10 125 P 1085–1096, diese Studie ist bei ClinicalTrials.gov unter der Nummer NCT02224690 registriert).

Laut Michael Backes [b] von American Herbal Products in Kalifornien kann Indischer Hanf mittels Inhalation epileptische Anfälle nach nur einer Anwendung beenden. Die besten Sorten sind VBDV und THCV, aber sie sind selten zu finden, daher orientiert er sich an einer Sorte mit 19 Prozent CBD pro Trockengewicht und fast keinem THC.

Andere Forscher in den USA bescheinigen laut Canna Media, dass nach dreimonatiger Behandlung mit 98-prozentigem gereinigtem CBD-Extrakt in einer Ölbasis bei 39 Prozent der Kinder mit Epilepsie, bei denen herkömmliche Behandlungen wirkungslos blieben, eine Reduktion der Anfälle um mehr als 50 Prozent eintrat. Nach einer Behandlung mit 200–300 mg Cannabidiol pro Tag über einen Zeitraum von 4 bis 5 Monaten verbesserte sich der Zustand bei 7 von 8 Patienten mit sekundärer generalisierter Epilepsie, die gegen Antiepileptika resistent waren.

In Frankreich wird Epidiolex, das zu 99 Prozent aus reinem Cannabidiol (CBD) besteht, als Notfallmedikament für Epilepsien bei Kindern im Krankenhaus verabreicht. Die Nationale Agentur für Arzneimittelsicherheit (ANSM) genehmigt in bestimmten Fällen auch die Verschreibung bei schweren Epilepsien bei Erwachsenen, die als pharmakoresistent bezeichnet werden. Der Patient muss fokale Anfälle mit Bewusstseinsstörung mit oder ohne Generalisierung oder tonisch-klonische Anfälle nachweisen; durchschnittlich mehr als 4 Anfälle pro Monat, wobei das anfallsfreie Intervall auch mehr als 21 Tage betragen darf. Es muss ein Versagen von mindestens fünf antiepileptischen Medikamenten bei fokaler Epilepsie und von mindestens vier bei generalisierter Epilepsie vorliegen. Die Behandlung mit medizinischem Cannabis kann dann verschrieben werden, wenn der Erwachsene seine Zustimmung gibt oder gegebenenfalls sein Vormund oder Betreuer.

Für Kinder ab 18 Monaten empfiehlt die ANSM medizinisches Cannabis bei pharmakoresistenten Epilepsiesyndromen, Enzephalopathien, seltenen Epilepsien mit genetischer Ätiologie, pharmakoresistenten Anfällen und alle Arten von Anfällen, bei denen zuvor drei Medikamente erfolglos getestet wurden. Für das Dravet-Syndrom wird empfohlen: CBD 20 mg/kg pro Tag oder 10 mg/kg pro Tag. Für Tuberöse Sklerose (TSC), eine Genmutation, die die Haut, das Gehirn und die Nieren betrifft: CBD 25 mg/kg pro Tag oder CBD 50 mg/kg pro Tag.

ASNM-Kriterien für die Anwendung von medizinischem Cannabis bei pharmakoresistenten Epilepsieformen

- Erwachsene > 18 Jahre: Schwere pharmakoresistente Epilepsie, fokale Anfälle mit Bewusstseinsstörung mit oder ohne Generalisierung oder generalisierte tonisch-klonische Anfälle, durchschnittlich 34 Anfälle/Monat mit einem anfallsfreien Intervall von mehr als 21 Tagen. Versagen von mindestens 5 antiepileptischen Medikamenten bei fokaler Epilepsie, von mindestens 4 bei generalisierter Epilepsie.

- Kinder ab 18 Monaten: Kinder mit Epilepsie (Entwicklungsenzephalopathien und pharmakoresistente Epilepsien sowie seltene Epilepsien mit pharmakoresistenter genetischer Ätiologie; alle Arten von Anfällen, bei denen zuvor drei Medikamente getestet wurden.

Die Mayo Clinic, ein US-amerikanischer Forschungsverbund von Krankenhäusern und Universitäten (Minnesota), schlägt für Epilepsie 200 bis 300 mg CBD pro Tag vor, das 4 bis 5 Monate lang sublingual eingenommen werden sollte.

Bei der langfristigen Einnahme von CBD ist zu beachten, dass die Leberenzymwerte (ALAT, ASAT) durch einen vom Arzt verordneten Bluttest überwacht werden müssen. Auch die Cannabisbehandlung wird immer eine individuelle Dosierung für jeden Patienten erfordern. Sie wird mit niedrigen Dosen beginnen und allmählich und in einem angemessenen Tempo erhöht werden, um die optimale Dosis zu finden, insbesondere im Hinblick auf die Verbesserung der Symptome und mögliche Nebenwirkungen. In Frankreich liegt die von der ANSM empfohlene Dosis bei 120 mg CBD und 6 mg THC.

Begriffserklärung

Neurogenese: Bezeichnet den gesamten Prozess der Entstehung eines funktionellen Neurons des Nervensystems aus einer neuralen Stammzelle.

Patientengeschichten

Viele haben von **Charlotte aus Colorado** (USA) gehört. Dieses kleine Mädchen litt an schweren epileptischen Anfällen. Die Stanley-Brüder testeten an ihr eine Marihuana-Sorte, die reich an CBD (17 Prozent) war und 0,5 Prozent THC (*Sativa* 60 Prozent und *Indica* 40 Prozent) enthielt. Gleich zu Beginn der Behandlung verschwand ihr autistisches Verhalten. Ihr Geist wurde klarer und sie ist nicht mehr empfänglich für Anfälle. Die von den Stanley-Brüdern als **Charlotte's Web** bezeichnete Sorte, die in den gesamten USA anerkannt ist, bezieht sich auf die Tatsache, dass ein CBD-THC-Verhältnis von 12:1, 30:1 oder 6:1 die Konsumenten nicht «high» macht und daher für Kinder geeignet ist. Dies widerspricht der Propaganda gegen CBD. Vielleicht ist das einer der Gründe, die den kalifornischen Gesetzgeber beeinflusst haben, der bereits seit 1990 Eltern erlaubt, ihren Kindern medizinisches Cannabisöl (Marihuana) zu geben.

Auch der Name **Karine Garcia** muss erwähnt werden: 2018 gab die Mutter südlich von San Francisco ihrem jugendlichen Sohn, der eine weiterführende Schule besucht, Cannabis. Da er an schwerer Epilepsie litt, hatte er bis zu 50 Anfälle pro Tag. Ein nach seinem Sohn benanntes Gesetz, der **Jojo's Act,** wurde von Senator Jerry Hill eingebracht und verabschiedet, damit Kinder im Teenageralter legal ihre Cannabisöl-Kapseln auf dem Campus einnehmen können.

Lisa Quarrells Sohn **Cole,** ein achtjähriger schottischer Junge, hatte bis zu 20 Anfälle pro Tag. Im Jahr 2021 wurde er in der ersten medizinischen Cannabisklinik, der Sapphire Medical

Clinic in Stirling, Schottland, behandelt, einer Einrichtung, die von Healthcare Improvement Scotland (HIS) autorisiert ist, ihren Patienten einen sicheren Zugang zu medizinischem Cannabis zu bieten. Seitdem ihm dort medizinisches Cannabisöl verschrieben wurde, hat Cole keine Anfälle mehr. Der Geschäftsführer dieser Klinik, Dr. Mikael Sodergen, sagt, dass Cannabismedikamente in Form von ganzen Cannabisblüten, Ölen oder Kapseln oder einer einzelnen Verbindung, die isoliert oder extrahiert werden kann, für Patienten mit Epilepsie, Multipler Sklerose und vielen anderen Krankheiten zur Verfügung stehen.

Ein weiterer anschaulicher Fall ist der des kleinen **Oscar Parodi.** Am 11. März 2020 musste er im Norfolk and Norwich University Hospital (NNUH) in Großbritannien dringend per Kaiserschnitt entbunden werden. Er musste auf eine Intensivstation verlegt werden, da er eine schwere Hirnverletzung (Ischämische hypotoxische Enzephalopathie) erlitten hatte. Er erhielt eine Kältetherapie (72 Stunden lang eine Temperatur von 33,5 °C) und dann 9 Tage lang intravenös ein Cannabismedikament mit einem sehr niedrigen THC-Gehalt, um Anfälle zu verhindern und das Gehirn zu schützen. All dies wurde von einer engmaschigen, sicheren 24-Stunden-Überwachung und geeigneten Blutkontrollmaßnahmen begleitet – eine große Premiere in Europa in der Abteilung von Professor Paul Clarke, Berater für Neonatologie an der NNUH (www.nnuh.nhs.uk/news/2020/05/world-first-for-nnuh-with-neonatal-cannabis-based-medicine-trial/).

Multiple Sklerose (MS)

Die wichtigsten Symptome der MS [1]

Die MS ist eine chronisch entzündliche autoimmune, zur Invalidität führende neurologische Erkrankung, die durch eine fortschreitende Zerstörung der Myelinscheide gekennzeichnet ist. Ähnlich wie bei einem Stromkabel, das von einer Hülle umgeben ist, fließt der Strom schlecht, wenn die Hülle an bestimmten Stellen perforiert ist.

Da diese Krankheit das zentrale Nervensystem betrifft, führt sie zu körperlichen, physiologischen und psychischen Störungen. Auf lange Sicht kommt es zu sensorischen Störungen, einem Verlust der motorischen Funktion sowie zu endokrinen und kognitiven Defiziten.

Laut der obersten Gesundheitsbehörde Haute Autorité de Santé (AHS) sind in Frankreich etwa 100 000 Menschen von MS betroffen, und jedes Jahr werden etwa 3000 neue Fälle diagnostiziert, hauptsächlich bei Erwachsenen zwischen 20 und 40 Jahren. Sie ist die häufigste Ursache für Behinderungen im jungen Erwachsenenalter.

Im Jahr 2018 zählte der Europäische Kongress zur Behandlung und Erforschung der Multiplen Sklerose, der in Berlin stattfand (in Zusammenarbeit mit der Fakultät des European Committee for Treatment and Research in Multiple Sclerosis ECTRIMS), 120 000 Teilnehmer.

In der medizinischen Literatur werden drei Formen der Multiplen Sklerose beschrieben:

- **PPMS:** Primär progrediente MS, die etwa 10 Prozent der Fälle betrifft und in der Regel bei älteren Patienten auftritt, mit einer Progression ohne Schübe oder Remissionen.
- **SPMS:** Sekundär progrediente MS, die schubweise verläuft und bei der neurologische Anzeichen auftreten oder sich vorbestehende Zeichen verschlechtern, die länger als 24 Stunden anhalten und mehr als einen Monat nach dem letzten Schub auftreten. Progression ist der Ausdruck einer kontinuierlichen Verschlechterung der neurologischen Zeichen über einen Zeitraum von mindestens 6 Monaten.
- **RRMS:** Schubförmig remittierende MS, die mit 85 Prozent der Fälle zu Beginn der Erkrankung die Mehrheit der Diagnosen darstellt. Sie ist durch Episoden von Schüben gekennzeichnet, die sich mit Phasen der Remission und der vollständigen oder teilweisen Erholung mit Folgeschäden abwechseln.

Nach dem Beginn der rezidivierenden remittierenden Erkrankung kommt es zu einer regelmäßigen Verschlechterung der irreversiblen neurologischen Anomalien mit oder ohne zusätzliche Schübe. Die Symptome können von Patient zu Patient unterschiedlich sein.

Bei den Krankheitszeichen der MS wird zwischen sichtbaren und unsichtbaren Anzeichen sowie motorischen Anzeichen unterschieden.

Sichtbare Anzeichen [2] :

- Optikusneuritis, die durch eine Entzündung des Nervs verursacht wird, mit Augenschmerzen und teilweisem oder vollständigem Verlust des Sehvermögens.

- Diplopie, bei der zwei Bilder desselben Objekts wahrgenommen werden. Diese Sehstörungen können sich in einer plötzlichen Verschwommenheit der Sicht äußern, die bis zu einem vollständigen Verlust der Sehkraft auf einem Auge führen kann.
- Sensitive Defizite, die einem Verlust der dermalen Sensibilität entsprechen. Beispiele: Ischialgie, Cruralgie, Neuralgie.
- Parästhesie ist eine Empfindung, die entweder ein Brennen, Kribbeln, Prickeln oder auch ein Gefühl von Feuchtigkeit oder Kälte hervorruft.
- Sensibilitätsstörungen können mit einem Taubheitsgefühl oder einem völligen Fehlen von Empfindungen am Körper oder an den Gliedmaßen beginnen.
- Die Ataxie äußert sich in einem Verlust der Koordination der Muskeln in Armen und Beinen, insbesondere beim Gehen oder beim Greifen von Gegenständen.

Unsichtbare Anzeichen:

- Müdigkeit, kognitive Beeinträchtigungen (Gedächtnis- und Wahrnehmungsstörungen, Verlangsamung des Denkens), Depressionen und Schmerzen.
- Motorische Zeichen: Das motorische Defizit ist eine Störung des Nervensystems, die sich in den Bewegungen, der Körperhaltung und der Koordination mit Störungen beim Gehen äußert. Häufig tritt eine Spastik auf, die sich in unwillkürlichen, sehr schmerzhaften Muskelkontraktionen äußert. Dabei dehnt sich der Muskel mit übertriebenem Tonus (Steifheit-Kontraktur-Spasmus). Gelegentlich kommt es zu einer Monoparese oder Paraparese.

- Gleichgewichtsstörungen wie Schwindel, den man oft beim Gehen oder Stehen verspürt, können zu einem Sturz führen. Schwindel ist das Gefühl einer Drehbewegung des Körpers, die häufig zum Verlust des Gleichgewichts führt. Zittern (Tremor) ist bei alltäglichen Aufgaben störend.
- Koordinationsschwierigkeiten (motorische Dyspraxie) stören bestimmte willkürliche Bewegungen und Aktivitäten.
- Genito-sphinkterische Störungen äußern sich in einer überaktiven Blase mit Harndranginkontinenz (Dysurie), Beschwerden bei der Defäkation, manchmal auch Frigidität bei Frauen und Impotenz bei Männern.

Diese Beschwerden beeinträchtigen die Lebensqualität der Patienten erheblich, da sie im Alltag unter Schmerzen, Stimmungsschwankungen, Depressionen und schlechtem Schlaf leiden.

Tests und Diagnostik

Der Arzt verfügt über verschiedene Tests, mit denen er die Diagnose der Multiplen Sklerose stellen kann:

- Neurologische Untersuchung, bei der die Spastik beurteilt wird (modifizierter Ashworth-Skala-Test).
- Magnetresonanztomographie (MRT), die die Plaques auf verschiedenen Ebenen des Gehirns und des Körpers sichtbar macht. Eine MRT des Rückenmarks kann ebenfalls durchgeführt werden.
- Augenuntersuchung: Visuell evozierte Potenziale (VEP). Auditive Untersuchung: Auditiv evozierte Potenziale (AEP).

- Lumbalpunktion mit Untersuchung des Liquors (Rückenmarksflüssigkeit) auf einen Marker, der auf eine erhöhte Anzahl von Zellen, Proteinen und Gammaglobulinen hinweist.

Aktuelle Behandlungsmethoden

In der Allopathie besteht das allgemeine Prinzip darin, Schübe zu behandeln, um die Entzündungsphase zu verkürzen, dann mit einer Grundbehandlung Rückfälle zu verhindern und Komplikationen (Schmerzen, Müdigkeit, Depressionen, Harnwegsbeschwerden) zu lindern. Die Basistherapie wirkt auf das Immunsystem.

Die Immunmodulatoren, aus denen sie zum Teil besteht, kontrollieren die abnormale Immunreaktivität, senken den Entzündungsgrad im Zentralnervensystem, reduzieren die demyelinisierende Aktivität und begrenzen den Tod von Neuronen. Es handelt sich um **ß-Interferone**, die unter den Namen Avonex, Betaferon usw. vertrieben werden. Sie werden subkutan oder intramuskulär injiziert. Immunsuppressiva verändern das Verhalten der Immunzellen, um die Immunantwort zu verringern oder zu unterdrücken und so die Entzündungsherde zu begrenzen. Sie sind in Krebsmedikamenten wie Mixantrone, Rituximab usw. enthalten. Sie haben langfristige Nebenwirkungen und können sogar Infektionen verursachen.

Es ist wichtig zu wissen, dass diese Klasse von Immunsuppressiva die Abwehrkräfte des Immunsystems herabsetzt und die Patienten daher einem erhöhten Risiko einer Infektion mit dem lebenden Virus aussetzt, der in bestimmten Arten von Impfstoffen wie Gelbfieber oder Gürtelrose enthalten ist.

Die Muskelsteifheit wird mit einem **Muskelrelaxans** vom Typ Baclofen behandelt, im Krankenhaus mit Botulinumtoxin-Injektionen oder der Implantation einer intrarachidalen Pumpe, die Baclofen direkt in den Kontakt mit den Nervenwurzeln injiziert. Schmerzen können manchmal durch klassische Schmerzmittel oder bestimmte Antiepileptika oder auch durch transkutane Stimulation gelindert werden.

Bei postmiktionalen Resten ist Selbstkatheterismus angesagt, um zu verhindern, dass die Infektionen auf die Nieren übergreifen (Pyelonephritis).

Frauen müssen während dieser Behandlungen ein Verhütungsmittel verwenden.

Ergänzende pflanzliche Mittel

Es gibt eine große Auswahl an pflanzlichen Ergänzungsmitteln, die MS-Patienten helfen können, einige ihrer zahlreichen Symptome zumindest teilweise zu lindern. Sie sollten jedoch stets darauf achten, dass es keine Wechselwirkungen mit anderen Medikamenten gibt. Eine medizinische Fachkraft wird Ihnen dies erläutern können.

- Zur Bekämpfung von Müdigkeit sind beispielsweise Pflanzen wie **Rhodiola, Ginseng, Ginkgo biloba** und **Rosmarin** mit Chemotyp Verbenon besonders geeignet.
- Um erneuten Harnwegsbeschwerden vorzubeugen, sollte man als Aufguss in unregelmäßigen Abständen **Cranberries** (*Vaccinium macrocarpon* AITON), die reich an Vitamin C sind, oder liposomales antioxidatives Vitamin C

(Langzeitwirkung), Vitamin D3 und Mineralien, die reich an Zink und Selen sind, zu sich nehmen.

- Um häufigem Harndrang entgegenzuwirken, ist die **Bärentraube** (*Arctostaphylos uva-ursi* L.) nützlich, die dreimal im Jahr als 10-tägige Kur eingenommen wird. Bei chronischen Beschwerden mit Blasenentzündung sollte man den Tee mit **Heidekraut** (*Calluna vulgaris* HULL.) ergänzen.
- Laut Dr. Christian Gruber von der Universität Queensland in Australien könnte die afrikanische Heilpflanze *Oldenlandia affinis*, die in Form von Tabletten und Kapseln unter dem Namen T20K vertrieben wird, das Fortschreiten der Multiplen Sklerose aufhalten.
- Gegen Verstopfung helfen eine ballaststoffreiche Ernährung, Bauchmassagen und Weichmacher wie gemahlener Bio-Leinsamen, **Spitzwegerich** (*Psyllium*), **Bockshornklee** (*Trigonella foenum-graecum* L.) und **Malve** (*Malva sylvestris* L.). Um Wechselwirkungen mit anderen Medikamenten zu vermeiden, sollten Sie sich von Ihrem Arzt beraten lassen.

Die Bedeutung der Ernährung

Bei Multipler Sklerose wird die Einhaltung bestimmter Ernährungsregeln empfohlen. Bei einigen Patienten, die sich an diese Regeln gehalten haben, konnten erhebliche Verbesserungen festgestellt werden.

Dem Verzehr von gesättigten Fetten, die u. a. in industriell hergestellten Wurstwaren und rotem Fleisch enthalten sind (mehr als 10 g Fett pro 100 g Fleisch), sollten **mehrfach ungesättigte Fettsäuren** vorgezogen werden, die in kleinen Fischen wie Sardinen, Heringen und Makrelen (Quellen von Omega 3, das eine Wirkung auf die Immunfunktionen und die kognitiven Funktionen haben soll) sowie in Bioölen aus erster Kaltpressung wie Nachtkerze, Raps, Walnuss, Hanf, Leinsamen und Oliven enthalten sind. Zusammen mit weißem Fleisch tragen sie dazu bei, die Symptome der Krankheit (Depressionen, Angstzustände, chronische Entzündungen) zu reduzieren, den Muskelaufbau zu fördern und den Fettabbau zu unterstützen. Auch bei Käse sollte man Weichkäse aus biologischer Schafs- oder Ziegenmilch gegenüber Kuhmilch bevorzugen. Desserts auf der Basis von Bio-Pflanzenöl.

Eier: Das Eigelb ist reich an Vitamin D und fördert die Aufnahme von Vitaminen, die in Pflanzen enthalten sind. Vitamin D hat einen Nutzen bei der Modulation von Multipler Sklerose. Vorsicht jedoch, eine übermäßige Supplementierung führt zu hohen Kalziumspiegeln im Blut mit einem Risiko für die Nieren.

Positive Effekte haben auch **Hülsenfrüchte** in Verbindung mit stärkehaltigen Lebensmitteln wie Einkorn, Hanf, Chia, Quinoa, Linsen («... letztere nicht im Übermaß, da sie zu Harnsäure abgebaut werden», so Dr. Paul Goetz, Dozent an der Sorbonne).

Achten Sie darauf, viel buntes **Bio-Obst** wie Erdbeeren, Heidelbeeren, Himbeeren, Äpfel, Birnen, Weintrauben, Sanddorn, Avocado, Granatapfel und **Bio-Gemüse** wie Salat, Feldsalat, Löwenzahn, Kopfsalat, Meerrettich, Tomaten, Lauch, Karotten, Spinat, Brokkoli, Paprika usw. zu verzehren. Man würzt mit Kräutern wie krauser Petersilie, Basilikum, Estragon; mit Gewürzen und anderen Würzmitteln: Zimt, Bockshornklee, Kümmel, Nigella, Oregano, Knoblauch, rote Zwiebeln. Auch **Dörrfrüchte** sind besonders empfehlenswert: Mandeln, Walnüsse, Pistazien,

Kastanien. Die Art und Weise, wie die Speisen zubereitet werden, ist ebenfalls wichtig: am besten im Ofen oder im Dampfgarer, immer bei geringer Hitze.

Generell ist es wichtig, eine kalziumreiche Ernährung zu bevorzugen, um den schädlichen Auswirkungen der bei MS regelmäßig verschriebenen Kortikosteroidtherapie auf die Knochen vorzubeugen.

Der Beitrag der Physiotherapie

Neben der Ernährung gibt es auch einige ergänzende Behandlungsmethoden, die bei der Linderung der Symptome von MS-Patienten hilfreich sind. Sobald Beschwerden auftreten, können beispielsweise **Krankengymnastik, Balneotherapie,** die eine größere Bewegungsamplitude in der Schwerelosigkeit ermöglicht, und **Kryotherapie,** die Entzündungen und Spastizität bekämpft, hilfreich sein. Die **Hippotherapie** wird eingesetzt, um bei Koordinations- und Gleichgewichtsstörungen zu helfen und um an der Rehabilitation nach Belastungen zu arbeiten. **Faszientherapeutische Massagen,** denen Muskeltraining und Dehnungsübungen vorausgehen, sind nützlich, um eine Spastik zu lindern, die zu einer Behinderung wird. Bei Patienten, die mit oder ohne Stock umhergehen, empfiehlt es sich, ihnen das Fallen und Aufstehen vom Boden beizubringen, wodurch die Angst vor einem Sturz verringert wird. Schließlich wird die **Fußreflexzonenmassage** am Ende der Sitzung beruhigend wirken. Es sind hier nicht allle Techniken vollständig aufgeführt.

Begriffserklärungen

Liposomal: Liposomales Vitamin C ist in Fettzellen, den Liposomen, eingekapselt; diese ermöglichen eine bessere Aufnahme durch den Darm, was zu einer höheren Konzentration im Blut führt.

Kryotherapie: Eine Technik, bei der drei Minuten lang starke Kälte, häufig mit flüssigem Stickstoff, angewendet wird, um Schmerzen (Spastik) zu lindern.

Faszientherapie: Eine von Physiotherapeuten praktizierte Technik, bei der die Bindegewebsmembranen, die das Körpergewebe, insbesondere die Muskeln, umhüllen, massiert werden.

Hippotherapie: Durch das Sitzen auf einem Pony oder Pferd verbessert dieser Ansatz das Gleichgewicht, die Koordination, die Beweglichkeit, den Bewegungsradius und die Muskelkraft.

Reflexologie: Massagetechnik an Akupunkturpunkten, welche die Lebensfunktionen harmonisiert, das Lymphsystem aktiviert, von Verspannungen und Schmerzen befreit und die Blutzirkulation verbessert.

Behandlung mit medizinischem Cannabis

CBD ist ein bicyclisches Phytocannabinoid, das zwei fusionierte Ringe aufweist; es ist sehr lipophil (oder hydrophob = fettlöslich) und ein Hauptbestandteil der Cannabinoide im Hanf.

Forscher um Dr. Jacob Miguel Vigil von der Abteilung für Psychologie der Universität von New Mexico (UNM) haben nachgewiesen, dass Hanföl mit vollem Spektrum (Flavonoide und Terpene) und niedrigem THC-Gehalt die Empfindlichkeit gegenüber mechanischen Schmerzen um das Zehnfache reduziert und

Angstzustände und Depressionen verringert. CBD kann sich also als wirksame Hilfe bei der Linderung bestimmter Symptome im Zusammenhang mit der schmerzhaften Krankheit MS erweisen.

Die ANSM empfiehlt Sativex (reines Isolat-Extrakt) mit einem Verhältnis von 1:1 THC/CBD (27 mg/ml THC für 25 mg/ml CBD). Es hat nicht die psychotropen Wirkungen von *Cannabis sativa* und verbessert den Schlaf, Harnwegsbeschwerden sowie die Spastizität. Es wird in Form eines Mundsprays vermarktet. Oder THC/CBD in Kapseln.

Zur Bekämpfung von

- **chronischen Schmerzen:** THC/CBD-Verhältnis 1:1; Gehalt von etwa 8 Prozent für jedes Cannabinoid.
- **Entzündungen:** THC/CBD-Verhältnis 1:1, Gehalt von etwa 5 Prozent für jedes Cannabinoid.
- **Angst, Schmerzen;** eine Sativa-dominierte Sorte; THC/CBD-Verhältnis 2:5.
- **Stress, Depressionen, chronischer Müdigkeit:** Sativa-Sorte mit einem THC-Gehalt zwischen 18 und 22 Prozent und einem CBD-Gehalt von 21 Prozent.
- **Muskelverspannungen,** eine Sorte mit einem gemeinsamen THC/CBD-Verhältnis von 1:1, 10 Prozent THC und 10 Prozent CBD.
- **Angstzuständen und Muskelverspannungen**: für Patienten, die einen hohen CBD-Gehalt benötigen + 10 Prozent THC/CBD-Verhältnis 1:2. Manche bevorzugen UV-getrocknete Blüten, die gekaut oder mit dem Zusatz von CBG+CBN (bei160 °C) verdampft werden, um Spastik entgegenzuwirken (THC/CBD-Verhältnis 1:1); außerdem Öl, um den Schlaf zu fördern.

- **Harnwegsbeschwerden:** es werden entweder Kapseln (Cannabisextrakt) oder ein THC-Präparat mit einer Dosierung zwischen 10 und 25 mg THC verwendet.

Laut Michael Backes, Mitglied des Cannabis-Komitees der American Herbal Products Association und aktives Mitglied des CBD-Projekts, liegen die optimalen Dosierungen gegen Spastik und chronische Schmerzen zwischen 2,5 und 10 mg THC. Was das Vaporisieren betrifft, so hält er es für genauso wirksam wie die sublinguale Einnahme. Er vertritt die Idee von mehreren Chemotypen («Personalausweis» der Pflanze) mit THC-Dominanz. Wenn man mehrere Cannabissorten mischt, entsteht ein größerer Entourage-Effekt von Terpenoiden und wenig Cannabinoiden.

Die Dosierung hängt vom Gewicht des Patienten ab. Bei Bedarf wird das CBD schrittweise um 5 mg pro Woche erhöht.

Titrationsschema in ausgeglichenem Verhältnis mit oraler Lösung auf der Basis von medizinischem Cannabisöl:

1. Um die Auswirkungen der neurologischen Effekte zu begrenzen, beginnen Sie abends mit 2,5 mg CBD und 2,5 mg THC.
2. Ab dem dritten Tag kann die Dosierung alle zwei Tage um 2,5 mg CBD und 2,5 mg THC erhöht werden. Bis zu 40 mg CBD/Tag, 50 mg/ml CBD < 0,2 Prozent THC oder 20 mg/ml CBD und mg/ml THC. Dies sind 15- und 50-ml-Flaschen, die mit einer 1-ml-Pipette geliefert werden.
3. Beurteilen Sie nach Erreichen der CBD-Dosis von 40 mg/Tag, ob die Verhältniszahlen angepasst werden müssen: ein THC-reicheres Verhältnis oder ein CBD-dominantes

Verhältnis. Dosen von mehr als 10mg/Tag THC können Euphorie verursachen. Bei den französischen Experimenten liegt die maximale Tagesdosis bei 40 mg CBD und 40 mg THC.

- Nehmen Sie medizinisches Cannabis oral auf die gleiche Weise jeden Tag mit oder ohne Lebensmittel ein, aber in zeitlichem Abstand zu herkömmlichen Medikamenten. Die Einnahme mit Nahrung erhöht die Absorption, verzögert den Wirkungspeak, der dann über eine Stunde dauern kann, und verlängert die Wirkungsdauer.

Patientengeschichten

Die Patientin ist eine Frau, bei der die MS im Alter von 40 Jahren begann, ohne dass es eine genetische Vorgeschichte gab. Ihre medizinische Betreuung erfolgt durch eine Neurologin in einem Pariser Krankenhaus. Nach zwei retrobulbären Optikusneuritiden waren die ersten Anzeichen eine entzündliche demyelinisierende Neuropathie (NORB) und ein vertikaler Nystagmus (oder instabiles Sehen: hin- und hergehende, langsame Augenbewegung mit geringer Amplitude, aber hoher Frequenz). Diese wurden positiv mit Kortison behandelt. Dann wurde ihr zwei Jahre lang eine wöchentliche Injektion mit Interferon verschrieben. Das Pharmaunternehmen änderte die Formel dieses Immunmodulators, so dass sie ihn nicht mehr vertrug: Sie hatte Fieber und zitterte zwei Tage lang nach der Injektion. Außerdem entwickelte sie Allergien gegen zwei andere Immunstimulanzien.

Sie beschloss daher, den Arzt zu wechseln. Dieser änderte ihre Behandlung und verschrieb ihr ein Immunsuppressivum mit vier Infusionen pro Woche, wobei das Risiko einer Toxizität für das Herz und die Blutzellen bestand und die Anwendung eingeschränkt wurde. Hinzu kam eine 20 mg/ml dosierte Pregabalin-Trinklösung mit 2 Fampridin-Tabletten pro 24 Stunden und Baclofen 30–40 mg/Tag, ein Muskelrelaxans, das ihr zur Linderung ihrer Gehbehinderung verschrieben wurde.

Auf einer Hanf- und CBD-Messe 2019 entdeckte sie das Pflanzenöl, in dem Cannabisblüten mazerieren; auf der Flasche steht 10 Prozent. Seitdem nimmt sie, wenn sie das Bedürfnis danach verspürt, 3 Tropfen unter die Zunge, 3- bis 4-mal am Tag, als Ergänzung und in zeitlichem Abstand von ihren Medikamenten. Die Ergebnisse lassen nicht lange auf sich warten. Seit diesem Tag sind das Brennen und die Krämpfe verschwunden, und sie kann ihren Gehradius ohne Ermüdung vergrößern. Ihre Neurologin ist über diese natürliche Ergänzung informiert.

Der zweite Patient ist ein 30-jähriger Mann, bei dem sich die Krankheit unter anderem durch Gleichgewichtsstörungen, Kribbeln, Kältegefühl und vorwiegend nächtliche Schmerzen wie Brennen in den Gliedmaßen äußert, die ihm schlechten Schlaf bescheren. Im Internet stößt er auf Websites, wo CBD verkauft wird. Er kauft getrocknete Blüten, eine Sorte mit einem THC/CBD-Verhältnis von 1:1, die er vaporisiert, um seine Muskelschmerzen wirksam zu lindern. Er kauft auch ein 10-prozentiges CBD-Öl und nimmt abends 3 bis 4 Tropfen sublingual ein. Seither schläft er nachts besser und wacht nicht mehr auf, um auf die Toilette zu gehen. Er ist generell entspannter.

Über die Autorin

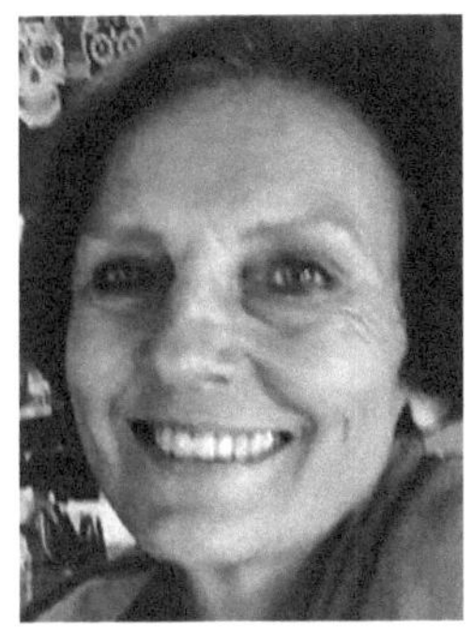

Marie-Anne Mini-Dingremont hat ihre gesamte berufliche Laufbahn der Linderung von Leiden gewidmet. Sie war Krankenschwester, Masseurin, Physiotherapeutin und Osteopathin für zerebral gelähmte Menschen und beendete ihre Karriere als Arbeitsmedizinerin. Nach ihrer Pensionierung schloss sie an der Universität Sorbonne Paris-Nord 2020 mit einer Arbeit mit dem Titel *Usage du cannabis thérapeutique dans les douleurs et symptômes de la sclérose* en plaques (Verwendung von therapeutischem Cannabis bei Schmerzen und Symptomen von MS) ein Universitätsdiplom ab. » 2021 ergänzte sie es am den Universitäten Montpellier und Paris-Saclay, die den ersten Ausbildungsgang für die Verschreibung von medizinischem Cannabis anboten. Dort erhielt sie ein weiteres Diplom *Du bon usage du cannabis thérapeutique* (Der richtige Umgang mit therapeutischem Cannabis) für ihre Arbeit mit dem Titel *Perspectives thérapeutiques du cannabis médical dans le mal épileptique* (Therapeutische Perspektiven von medizinischem Cannabis bei Epilepsie).

Anhang

Zukunftsaussichten und Forschung

Zur Verdampfung erklärt Dr. Joseph Rosado, multidisziplinärer Praktiker und Redner, Verfechter von medizinischem Cannabis und zugelassenen Dispensarien/Produzenten, Autor von *Hope and Healing - the Case for Medical Cannabis* und Sprecher der American Academy of Cannabinoid Medicine (AACM), dass die Inhalation von medizinischem Cannabis sicherer ist, wenn man die nicht aktivierte Säureform von Cannabinoiden wie CBDA verwendet. Er rät, die Cannabisblüten bei 131 °C oder weniger zu verdampfen und immer drei Stunden von der Einnahme allopathischer Medikamente entfernt zu verdampfen. Wenn das Verdampfen nicht in Frage kommt oder nicht vertragen wird, schlägt er vor, sich ein Getränk aus Mandel- oder Kokosmilch und Cannabisknospen zuzubereiten. Neue Moleküle interagieren mit CBD über cannabinoidverwandte Orphan-Rezeptoren, die an die Proteine G3, 6 und 12 gekoppelt sind: GP3, GP6, GPR12. In Verbindung mit CBD sind diese Rezeptoren an Krankheiten beteiligt, insbesondere an neurodegenerativen Erkrankungen, und eröffnen die Aussicht auf neue Behandlungsmöglichkeiten [1].

Im Jahr 2008 wurde das Unternehmen Ginkgo Bioworks gegründet, um die Erschöpfung der knappen natürlichen Ressourcen zu verhindern. «Ginkgo ist für die Entwicklung von genetisch veränderten Hefen (Stämmen) verantwortlich, die andere chemische Verbindungen biosynthetisieren. So stellt z.B. Hefe durch Fermentation THC (A), CBD (A), CBC (A), CBG(A) her.» In Zukunft wird die Hefebiosynthese Terpene, Flavonoide und Öle produzieren, die als rein und natürlich vermarktet werden.

Im April 2021 wies der Schweizer Parlamentarier Heinz Siegenthaler darauf hin, dass das derzeitige Verbot von Cannabis im Betäubungsmittelgesetz (BetmG) unzureichend sei und dass nur ein regulierter Markt die Anforderungen der Drogenpolitik erfüllen würde. Er legt einen Entwurf vor, der die Behörden mit der Kontrolle der Produktion und des Handels sowie mit der Information der Konsumenten beauftragen soll. Er will den medizinischen Markt vom Freizeitmarkt trennen und die Prohibition abschaffen, um den Schwarzmarkt auszutrocknen. Er schlägt vor, eine Steuer einzuführen und die Werbung zu regulieren und schließlich die Herstellung für den persönlichen Gebrauch zu erlauben und zu regulieren. Die Gesundheitskommission des Schweizer Nationalrats hat sich für den Entwurf ausgesprochen.

Professor Mechoulam und Dr. Roger Adams haben an der Isomerisierung von CBD gearbeitet und es geschafft, das CBD-Molekül in THC umzuwandeln. Bei der Isomerisierung wird diese Umwandlung durch eine chemische Reaktion, bei der das CBD aufgelöst wird, erzeugt. Man kann sich also berechtigterweise die Frage stellen, ob CBD im sauren Milieu des Magens das gleiche Schicksal erleiden könnte? Ein amerikanisches Unternehmen, Zynerba, hat ein Pflaster entwickelt und auf den Markt gebracht, um «die gastrointestinale Einnahme und den potenziellen Abbau von CBD zu THC im Magen zu umgehen». Das medizinische Team von EPM von Reshef Swisa unter der

Leitung von Professor Mechoulam forschte an der Cannabidiolsäure (CBDA), die stärker als CBD und THC sein soll, und konnte im Labor Moleküle synthetisieren, die die Strukturen der Cannabis-Säuren nachahmen, so dass diese in großer Zahl reproduziert werden können, ohne dass lebende Pflanzen benötigt werden. Dank dieser Technik konnte ein Medikament wie Epidiolex entwickelt werden. Synthetische Cannabissäuren könnten eine entzündungshemmende Wirkung im Darm bei Erkrankungen wie Morbus Crohn, Colitis, Fettleibigkeit, Lungenentzündungen, Depressionen, Angstzuständen und Neurodermitis haben.

Forscher der Universität von Nebraska und des Texas Biomedical Research Institute haben festgestellt, dass CBD entzündungshemmende und antivirale Eigenschaften besitzt, die Lungenfibrose im Zusammenhang mit COVID 19 reduziert und Angst und Furcht verringert [2].

THC ist ebenfalls ein starkes entzündungshemmendes Mittel, wird aber insgesamt weniger gut vertragen als CBD.

Die Dosis von CBD kann je nach Gesundheitsproblem zwischen 100 mg und 3 g/Tag liegen; 3,5 g CBD-Öl für sehr schwere Anfälle bei Kindern und jungen Erwachsenen mit Epilepsie.

Im *Frontier Journal of Neurology* vom 12. Sept. 2018 veröffentlichen brasilianische Forscher ihre Forschungsergebnisse: Hanföl, das alle Cannabinoide aus Cannabis außer THC enthält, soll bei Epileptikern wirksamer sein [3]. CBD-Vollspektrum-Öl ist das reine Öl, das aus Hanf mit allen cannabinoiden Verbindungen gewonnen wird.

CBD-Isolat ist wirksamer als CBD-Vollspektrum-Öl; es ist ein weißes, kristallines Pulver und wird, wie der Name schon sagt, von den anderen Cannabinoiden, die in Hanf vorkommen, getrennt. Der CBD-Gehalt liegt bei etwa 99 Prozent.

ACT: Alternatives Kollektiv für therapeutisches Cannabis, das die Entwicklung und den medizinischen Einsatz von Cannabis und Cannabinoiden in Frankreich fördert; außerdem Anlaufstelle und Vertretung von Patienten (Plattform ESPOIR) und Nutzern des Gesundheitssystems.
www.collectifact.org

CSF: Collectif d'information et de recherche sur le cannabis, 1991 als Verein nach dem Gesetz 1901 gegründet.
www.circ-asso.net

NORML (National Organisation for the Reform of Marijuana Laws): 1970 in den USA gegründet, fusionierte NORML France mit dem 2013 gegründeten Verein Loi 1901 Chanvre et Libertés (Hanf und Freiheiten). Es ist ein gemeinnütziger Verein mit gesundheitlichem und sozialem Charakter, um die Bürger zu informieren, Cannabiskonsumenten beim Zugang zu Rechten und Gesundheit zu unterstützen, die wissenschaftliche Forschung zu fördern und die Akteure der Zivilgesellschaft zusammenzubringen. Dieser Verein hofft auf eine Entkriminalisierung von Cannabis und die Einführung von Cannabis Social Clubs (CSC) wie in Barcelona, die es den Menschen ermöglichen, Cannabis anzubauen und unter den Mitgliedern zu verteilen.

Um dies zu verteidigen, beruft sich NORML auf «Artikel 8

der Europäischen Menschenrechtskonvention, der das Recht einschließt, zum Zweck der Persönlichkeitsentfaltung Beziehungen zu anderen Menschen herzustellen und zu unterhalten». Dies wäre ein Antrag auf Vereinigungsrecht. Die Mitglieder wollen ein marktwirtschaftliches, soziales und solidarisches Modell und alternative kurze Kreisläufe. Die Prävention würde über spezialisierte Bildungswege laufen, wobei der Verkauf an Minderjährige nur mit Erlaubnis des Arztes oder der Eltern zulässig wäre.

Die FDA (US-Gesundheitsministerium) lässt seit Juni 2021 ein neues Medikament auf Cannabisbasis zur Bekämpfung von Alzheimer zu: Aducanumab. Es ist das erste Medikament, das auf den Mechanismus abzielt und ihn beeinflusst, der bei dieser Krankheit eine Rolle spielt: die Bildung von Beta-Amyloid-Plaques. Es muss inhaliert werden, wodurch das CBD direkt in das Gehirn gelangt.

Die Nationale Agentur für Arzneimittelsicherheit (ANSM-2021) berichtet, dass ein Dekret in Vorbereitung ist, das den Anbau von Cannabis zu medizinischen Zwecken in Frankreich unter bestimmten Bedingungen erlaubt. Die Liste der Krankenhäuser und freiwilligen Ärzte, die medizinisches Cannabis verschreiben, ist auf der Website der ANSM zu finden.

Eine von australischen Forschern durchgeführte Studie zur Behandlung von durch Hyperthermie induzierten epileptischen Anfällen zeigt vielversprechende Ergebnisse von CBGA (Cannabigerol-Säure) und CBGVA (Cannabigerovarin-Säure), zwei Molekülen, die zu den antikonvulsiven Wirkungen von medizinischen Cannabisprodukten zur Behandlung von Epilepsie bei Kindern beitragen können (12.8.2021 *British Journal of Pharmacology*, doi.org/10.1111/bph.15661).

Mögliche Wechselwirkungen

Forscher der Medizinischen Hochschule der Penn State, der staatlichen Universität von Pennsylvania, darunter Kent Vrana, Professor und Vorsitzender der Pharmakologie, und Paul Kocis, Apotheker am Penn Health Milton S. Hersbey Medical Center, haben die Ergebnisse ihrer Beobachtungen einiger Wechselwirkungen von therapeutischem Cannabis mit herkömmlichen Behandlungen in einem Artikel in der Zeitschrift *Medical Cannabis And Cannabinoids* (3. Juli 2021) veröffentlicht. Sie nennen die folgenden Wechselwirkungen:

- Bei der Kombination mit Entzündungshemmern addieren sich die unerwünschten Nebenwirkungen auf die Nieren.
- Mit Opioiden und Opiaten erhöhen sich die dämpfenden Wirkungen auf das zentrale Nervensystem.
- In Verbindung mit Benzodiazepinen, Barbituraten und anderen Beruhigungsmitteln desensibilisiert CBD das Leberenzym, das sie verstoffwechselt, so dass die Benzodiazepine nicht mehr von der Leber verarbeitet werden können. Sie verbleiben dann im Blut, was das Risiko einer Überdosierung erhöht.
- Der gleichzeitige Konsum von CBD und Antidepressiva wie Zoloft, Prozac und anderen kann zu negativen Wechselwirkungen wie Stimmungsschwankungen führen.
- Mit Steroiden (Prednison): CBD desensibilisiert die Wirkung

des Leberenzyms und hemmt die Verarbeitung der Moleküle durch die Leber, ähnlich wie bei Beruhigungsmitteln. Das Risiko einer Überdosierung ist zu beachten.

- In Kombination mit Alkohol und aufgrund seiner Wirkung auf die Leber macht CBD anfälliger für Effekte wie Schwindel, Schläfrigkeit und Konzentrationsschwierigkeiten. Es wird empfohlen, Tätigkeiten zu vermeiden, die geistige Wachsamkeit erfordern, und kein Auto zu fahren.
- Cannabis kann die gerinnungshemmenden Eigenschaften von Warfarin und Furocoumarin verstärken.
- Wenn Sie Zyrtec, Lamictal, Xanax oder das Amphetamin Adderall einnehmen, lassen Sie sich vor der Einnahme von medizinischem Cannabis beraten.
- THC-haltige Produkte können die Behandlung mit Antidepressiva, oralen Kontrazeptiva, Beruhigungsmitteln, Gerinnungshemmern, Schmerzmitteln und Anxiolytika stören [1].
- Hepatitis ist eine Kontraindikation: CBD in hohen Dosierungen kann den Abfluss der Galle behindern und die Leberfunktion stören, die Lipide verstoffwechselt, was zu einer Fettleber führen kann. Es ist wichtig zu erwähnen, dass die meisten Medikamente in der heutigen Pharmakopöe ebenfalls die Leber schädigen.

Vermeiden Sie generell die Einnahme von Levothyroxin, Antibiotika (Aminophyllin), Ergotamin, Phenobarbital, Quinidin, Theophyllin, Herzmedikamenten, Betablockern, Antimykotika, Benzodiazepinen, Anästhetika und Entzündungshemmern (Cortison). Cannabinoide können die Wirkung dieser Medikamente beeinträchtigen: Es sind die CYP-450-Enzyme im Körper, die die aktiven Moleküle dieser Medikamente umwandeln. Cannabis interagiert mit jedem Medikament, das von der Leber verarbeitet wird. Daher sollte Cannabis mit zeitlichem Abstand zu allen Medikamenten eingenommen werden.

Empfehlungen von Dr. Clarisse Carra

Dr. Carra ist Neurologin am Universitätsklinikum Montpellier und Dozentin für den guten Gebrauch von Medizinalcannabis. Sie rät:

- Nehmen Sie medizinisches Cannabis oral jeden Tag auf die gleiche Weise ein (mit oder ohne Nahrung), um Schwankungen der Plasmakonzentrationen zu vermeiden: Die Pharmakokinetik ist sehr variabel und hängt vom Stoffwechsel des Patienten sowie von der Einnahme mit oder ohne Nahrung ab. Die Einnahme mit Nahrung erhöht die Absorption, verzögert den Wirkungsgipfel, verlängert aber die Wirkungsdauer, die dadurch verzögert wird, manchmal bis zu mehr als einer Stunde.
- Halten Sie sich genau an die Verschreibung, nehmen Sie die Medikamente in größeren Abständen ein, um eine versehentliche Überdosierung zu vermeiden.
- Kein Konsum von Alkohol.
- Keine Selbstmedikation durchführen.
- Das Rezept immer bei sich tragen.
- Das Führen von Kraftfahrzeugen ist verboten.
- Informieren Sie die medizinische Fachkraft über mögliche Nebenwirkungen.

- Bei Eintritt einer Schwangerschaft Abbruch der Behandlung, es sei denn, die Nutzen-Risiko-Abwägung wird als günstig erachtet.

Die physische und psychische Abhängigkeit von Cannabis ist als gering und die allgemeine Toxizität als sehr gering eingestuft worden. Halten Sie sich genau an die Verschreibung und nehmen Sie keine zweite Dosis unmittelbar nach der ersten, auch wenn Sie nicht sofort eine Wirkung verspüren. Es kann zu einer versehentlichen Überdosierung kommen.

Die Zeit bis zum Auftreten von Nebenwirkungen hängt vom Verabreichungsweg ab. Beim Vaporisieren kann die Wirkung innerhalb von Minuten eintreten und bis zu 24 Stunden anhalten, bei Kapseln kann die Wirkung von Cannabis innerhalb von 2 bis 4 Stunden nach der Einnahme eintreten. Die Nebenwirkungen können bis zu 72 Stunden dauern, sprechen Sie mit Ihrem Arzt darüber.

Mögliche Nebenwirkungen von CBD (20mg/kg): trockener Mund, Schläfrigkeit, leichte Benommenheit, Müdigkeit; Epidiolex kann zu Durchfall, Erbrechen und Anomalien der Leberwerte führen. Dies bedeutet nicht, dass die Behandlung abgebrochen werden muss, sondern dass die Dosierung angepasst werden muss.

Mögliche Nebenwirkungen von THC: Schläfrigkeit, Schwindel, Mundtrockenheit, Euphorie, Tachykardie, Kopfschmerzen, rote Augen; bei einem sehr hohen THC-Blutspiegel kann die Person Panikattacken, Angstzustände, visuelle, auditive und olfaktorische Halluzinationen entwickeln.

In Studien mit CBD zur Behandlung von Epilepsie wurde über CBD-induzierte Wechselwirkungen, Leberanomalien, Durchfall, Müdigkeit, Erbrechen und Schläfrigkeit berichtet. Diese Nebenwirkungen sollten berücksichtigt werden, bevor CBD außerhalb der Zulassung (Off-Label) empfohlen wird (*Curr Neuropharmacol.* 2019;17(10): 974-989; veröffentlicht von Marilyn A Huestis et al.; Pubmed.ncbi.nlm.nih.gov/31161980).

Weitere Informationen über Cannabinoide, wissenschaftliche Beweise und Unterrichtsmaterialien finden Sie unter: *www.ghmedical.com.* GH Medical ist eine Initiative der Strain Hunters Foundation und von GHM Europe und hat ihren Sitz in den Niederlanden. Ihre Aktivitäten umfassen Beratung, Durchführung wissenschaftlicher und medizinischer Forschung, Produktentwicklung und Qualitätskontrolldienste.

Ein Team von Wissenschaftlern und Experten sammelt und liefert wissenschaftliche Informationen über Cannabinoide, ihre biochemischen Interaktionen im Körper und darüber, wie Cannabinoide zur Unterstützung bei der Bekämpfung von Krankheiten eingesetzt werden könnten.

Bibliographie

1 Einführung

Kurze Historie: Cannabis als Medizin

1. www.newsweed.fr/club-haschischins/

2. Magazin *La semaine pratique*, Québec 2018: Le cannabis, 350 questions et réponses.

   Adams, R., Hunt, M. und Clark JH ,1940: Structure of Cannabidiol, a Product Isolated from the Marihuana Extract of Minnesota Wild Hemp. Journal of the American Chemical Society 62 (1):196-200.

3. Raphael Mechoulam: Vorsitzender der Sektion Naturwissenschaften der israelischen Akademie der Wissenschaften, ehemaliger Rektor der Hebräischen Universität Jerusalem. Er ist ein diskreter Akteur der israelischen Gesundheitspolitik, die bereits 2014 11 000 Patienten den Zugang zu medizinischem Cannabis ermöglichte.

4. Dr. med. Franjo Grotenhermen (2017): *Hanf als Medizin. Ein praxisorientierter Ratgeber.* Nachtschatten Verlag, Solothurn.

5. german.mercola.com: «Übernehmen Sie die Kontrolle über Ihre Gesundheit».

Terpene und Flavonoide

1. Ethan B. Russo: Taming THC: potential cannabis synergy and phytocannabinoid-terpenoid entourage effects. *Br J Pharmacol.* 2011 Aug; 163(7): 1344-1364. doi: 10.1111/j.1476-5381.2011.01238.x

   Annette C Rohr et al.: Upper airway and pulmonary effects of oxidation products of (+)-alpha-pinen, d-limonen, and isoprene in BALB/c mice. *Inhal Toxicol.* 2002 jul .

   Zhiwei Yang et al.: Comparative anti-infectious bronchitis virus (IBV) activity of(-) pinene: effect on nucleocapsid (N) protein autors Molécules 2011.

   Michael Backe (2016): *Medical Cannabis* – Bessere Heilung mit Cannabis und Marihuana: alle Behandlungen erklärt

Einige Mechanismen der Extraktion

2. Cannabinoid-Rezeptoren; die Decarboxylierung, Extraktion,medizinisches Cannabis, Phytocannabinoide. Pubmed: www.ncbi.nlm.nith.gov
3. Sehr effektive Extraktion von Cannabidiol aus Cannabis: www.hielscher.com/de/highly-efficient-ultrasonic-cannabidiol-cbd-extraction-from-cannabis.htm
4. Aufschwung der CO_2-Extraktion von Cannabis (19. Juni 2018): www. royal-queenseeds.de
5. *Quelle est la différence entre le CBD issu du chanvre et le CBD issu du cannabis?* (Was ist der Unterschied zwischen CBD aus Hanf und CBD aus Cannabis?) www.newsweed.fr/difference-cbd-chanvre-cannabis/sante veröffentlicht am 31. Mai 2017 von Mehdi Bautier.
6. www.apollocannabis.ca/blog/hemp-cbd-oil-vs-cannabis-cbd-oil-7-differences-you-need-to-know, 21. August 2019.

   www.apollocannabis.ca/blog/cbd-oil/ Autor: Dr. Singh, 23. Juli 2019 (Apollo: medizinische Klinik in Kanada).

   American herbal Pharmacopoeia: www.herbal- ahp.org
7. canada.ca/fr/sante-canada/sujets/cannabis-fins-medicales.html

   canada.ca/fr/sante-canada/services/medicaments-produits-sante/usage-marijuana-fins-medicales/producteurs-autorisés/renseignements-consommateur-cannabis-marihuana-marijuana.html

   Véronique Lettre: *Le cannabis médicinal*. Éditions Trecarré 2018.
8. Aurélien Bernard: *Pourquoi se tourner vers des variétés de cannabis riches en CBD* (Warum man sich für CBD-reiche Cannabissorten entscheiden sollte), www.newsweed.fr, veröffentlicht am 6. Juni 2016; Théo Gaillard: *Le CBD contre les douleurs chroniques* (CBD gegen chronische Schmerzen), www.newsweed.fr, vveröffentlicht am 06. Januar 2017; Aurélien Bernard: *5 variétés de cannabis pleines de CBD* (5 Cannabissorten voller CBD), www.newsweed.fr, veröffentlicht am 16. Februar 2016.

Einige europäische Länder, die therapeutisches Cannabis legalisieren

1. Cannabis in Deutschland – Gesetze, Konsum und Geschichte: sensiseeds.com/de/blog/lander/cannabis-in-deutschland-gesetze-konsum-geschichte/?sqr=cannabis%20in%20deutschland
2. www.bfarm.de/DE/Bundesopiumstelle/cannabis/Cannabisagentur/_ node.html
3. www.bag.admin.ch/dam/bag/dok/cbd-merkblatt-vollzug-kantone.pdf.download-vollzugshilfe-final-de.pdf (7. Oktober 2020)
4. *Le petit journal Barcelone* vom 2.8.2017, aktualisiert am 17.12.2018, lepetitjournal.com/barcelone
5. Dr. Thomas Mesnier, Generalberichterstatter des Ausschusses für soziale Angelegenheiten in der Nationalversammlung seit dem 28. Mai 2020 (PLFSS, Projet de Loi de Financement de la Sécurité Sociale MA SANTÉ 2022).

2 . Cannabinoide beim Menschen und in der Natur

1. Dr. med. Franjo Grotenhermen (2017): *Hanf als Medizin. Ein praxisorientierter Ratgeber.* Nachtschatten Verlag, Solothurn.

   Herkenham M, Lynn AB, Johnson MR, Melvin LS, de Costa BR y Rice KC (1991): Characterization and localization of cannabinoid receptors in the rat brain: A quantitative in vitro autoradiographic study. *J Neurosci;* 11 :563-83.

   Dr. F. Grotenhermen, Pharmacokinetics and pharmacodynamics of Cannabinoids. *Clin Pharmacokinet.* 2003; 42 (4) :327-60

   Dr. F. Grotenhermen, Müller-Vahl K.: The Therapeutic Potential of Cannabis and Cannabinoids. *Dtsch Arztebl Int.* Jul. 2012; 109(29-30): 495-501.

   Dr. F. Grotenhermen, Berger M, Gebhardt K: *Cannabidiol (CBD): Ein cannabishaltiges Kompendium.* Nachtschatten Verlag, Solothurn (Schweiz): 2016.

Freund TF; Multiple functions of endocannabinoid signaling in the brain. *Annu Rev Neurosci.* 2012,35 :529-558

Mechoulam R.: Cannabis – the Israeli perspective. *J Basic Clin Physiol Pharmacol.*2016,27(3): 181-187. www.ncbi.nlm.nih.gov/pubmed/10575283?dopt=abstract.

Pertwee RG: Cannabis and Cannabinoids: pharmacology and rationale for clinical use [1] *Forsch Komplementarmed.* 1999 Oct; 6 Suppl.3: 12-5. pmid: 10575283. doi: 10.1159/000057150.

2. D. Matthew Walentiny et al.: The endogenous cannabinoid anandamide shares discriminative stimulus effects with Δ9- tetrahydrocannabinol in fatty acid amide hydrolase knockout mice. *European Journal of Pharmacology* Vol 656, Issues 1-3, 10 April 2011, Pages 63-67.

3. Macarrone M, Bab I, Biró T, Cabral GA et al.: Endocannabinoid signaling at the periphery: 50 years after THC. *Trends Pharmacol Sci.*2015, 36(5): 277-296.

Katherine A. Scott, Angus G, Dalgleish, Wai M. Liu, Anticancer effects of phytocannabinoids used with chemotherapy in leukaemia cells can be Improved by alterring the sequence. National Institute on drug abuse.

Lu HC, Mackie K.: An introduction to the endogenous cannabinoid system. *Biol Psychiatry.* 2016, 79(7) :516-525.

4. Galiègue S, Mary S, Marchand J, Dussossoy D y cols: Expression of central ans peripheral cannabinoid receptors in human immune tissues and leukocyte subpopulations. *Eur J Biochem* 1995,232 (1) :54-61.

Karolinska Institutet, Department of Clinical Neuroscience, Karolinska Hospital, Stockholm, Sweden (1999): Localization of 5-HT1A receptors in the living human brain using [carbonyl-11C] WAY-100635: PET with anatomic standardization technic.» *J Nucl Med.* 1999 Jan; 40(1) :102-9. Lanciego et al., 2011; Zhang et al., 2016

Devane, William A. et al.: Isolation and structure of a brain constituent that binds to the cannabinoid receptor. *Science*, vol.258, no. 5090, 1992, p.1946+ Academic One File, aufgerufen am 26 Mal 2017.

5. RA. Glennon, M Dukat and RB Westkaemper: Serotonin Receptor Subtypes and Ligands. American College of Neuropsychoparmacology.

Department of Neurochemistry and Neuropharmacology, Barcelona Biomedical Research Institute (CSIC), IDIBAPS: Serotonin 1A receptors in human and monkey prefrontal cortex are mainly expressed in pyramidal neurons and in a GABAergic interneuron subpopulations: implications for schizophrenia and its treatment. *J. Neurochem.*2008 Okt.;107(2): 488-96. doi: 10.1111/j.1471-4159.2008.05649.x. Epub 2008 Sep 16.

6. Sawzdargo M, Nguyen T, Lee DK, Lynch KR, Cheng R, Heng HH et al. (1999): Identification and cloning of three novel human G protein-coupled receptor genes GPR52, PsiGPR53 and GPR55: GPR55 is extensively expressed in human brain. *Brain Res Mol Brain Res* 64; 193-198.

   Ryberg E, Larsson N, Sjogren S, Hjorth S, Hermansson NO, Leonova J et al. (2007): The orphan receptor GPR55 is a novel cannabinoid. *Br J Pharmacol* 152: 1092-1101.

   Marichal-Cancino BA, Fajardo-Valdez A, Ruiz-Contreras AE, Mendes-Diaz M, Prospero-Garcia O.: Advances in the physiology of GPR55 in the central nervous system. *Curr Neuropharmacol.* 2016

7. Overton HA, Babbs AJ, Doel SM, Fyfe MC, Gardner LS, Griffin G, Jackson HC, Procter MJ, Rasamison CM, Tang-Christensen M, Widdowson PS, Williams GM, Reynet C (Mar 2006): Deorphanization of a G-protein-coupled receptor for oleoylethanolamide and its use in the discovery of small-molecule hypophagic agents» *Cell Metabolism.* 3 (3): 167-75.

   Chu ZL, Jones RM, He H, Carroll C, Gutierrez V, Lucman A, Moloney M, Gao H, Mondala H, Bagnol D, Unett D, Liang Y, Demarest K, Semple G, Behan DP, Leonard J; A role for beta-cell-expressed G protein-coupled receptor 119 in glycemic control by enhancing glucose-dependent insulin release. *Endocrinology* 2007 Jun; 148(6) :2601-9.

   Soga T, Ohishi T, Matsui T, Saito T, Matsumoto M, Takasaki J, Matsumoto S, Kamohara M, Hiyama H, Yoshida S, Momose K, Ueda Y, Matsushime H, Kobori M, Furuichi K.: Lysophosphatidylcholin enhances glucose-dependent insulin secretion via an orphan G-protein-coupled receptor. *Biochem Biophys Res Commun.* 2005 Jan 28; 326 (4) :744-51

8. Dra C. Loipa Galán Martinez, MSc. Rafael Damian Souto Cardenas, Suria Valdés Garcia, Dr. Enrique Minaberriet Conceiro: Canales ionicos Receptores de Potencial Transitorio y su papel protagónico en la terapia analgésica.

Rev Cubana de Investigaciones Biomédicas. 2015 :34 (3).

Belmonte, C.Y Viana, F (2008): Molecular and cellular limits to somatosensory specificity. *Mol. Pain.*4 :14

Cui M, Honore P, Zhong C, Gauvin D, Mikusa J, Hernandez G, Chandran P, Gomtsyan A, Brown B, Bayburt EK, Marsh K, Bianchi B, McDonald H, Niforatos W, Neelands TR, Moreland RB, Decker MW, Lee CH, Sullivan JP, Faltynek CR (2006): TRPV1 receptors in the CNS play a key role in broad-spectrum analgesia of TRPV1 antagonists. *J. Neurosci.* 26(37) :9385-93.

Richardson JD, Vasko MR J Cellular mechanisms of neurogenic inflammation. *Pharmacol Exp Ther.* 2002 Sep; 302(3) :839-45.

Die wichtigsten Cannabinoide und ihre therapeutischen Wirkungen

1. Die wichtigsten Cannabinoide und ihre nachgewiesenen therapeutischen Wirkungen. Kalapa2017. ghmedical.com/diseases
2. Medizinische Eigenschaften von CBD: alchimiaweb.com
3. www.articles.mercola.com/sites/articles/archive/2019/02/02/cannabis-cannabidiol-benefits.aspx
4. Experimentieren mit therapeutischem Cannabis. Pflichtenheft, veröffentlicht am 19. Oktober 2020.
5. 6 Pflanzen, die therapeutische Cannabinoide enthalten (19. Januar 2019). www.blog-cannabis.com/6-plantes-contenant-des-cannabinoides-therapeutiques

   Gilles Corjon, Apotheker und Heilpflanzenforscher (2019): *À la découverte des plantes contenant cannabinoïdes* (Auf den Spuren cannabinoidhaltiger Pflanzen). www.acteur-nature.com.

   Auguste Chevalier: *Histoire de deux plantes cultivées. Le lin et le chanvre* (Die Geschichte zweier Kulturpflanzen: Flachs und Hanf). www.persee.fr/doc/jatba_0370-3681_1944_num_24_269_6107

Drei Substanzen in Schokolade und Kakaopulver können Cannabinoide imitieren, indem sie Rezeptoren aktivieren oder den Anandamidspiegel erhöhen: James JS: Marijuana and chocolate. AIDS Treat News. 18. Okt.1996; (Nr. 257): 3-4. pubmed.ncbi.nlm.nih.gov/11363932/

Pacioni, G., Rapino, C., Zarivi, O., Falconi, A., Leonardi, M., Battista, N., Colafarina, S., Sergi, M., Bonfigli, A., Miranda, M., Barsacchi, D.: Truffles contain endocannabinoid metabolic enzymes and anandamide. Phytochemistry 2015/02/Vol.110 doi :10.1016/j.phytochem.2014.11.012

Mohamad Khairul Azali Sahak,Nurul Kabir,Ghulam Abbas,Suhaimi Draman,Noor Hashida Hashim,and Durriyyah Sharifah Hasan Adli: The Role of *Nigella sativa* and Its Active Constituents in Learning and Memory. *Evid.Based Complement Alternat. Med* 2016. Epub 2016 Feb 28. doi: 10.1155/2016/6075679.

3. Die Alzheimer-Krankheit

Was versteht man unter Gedächtnis?

1. Dr. Paul Goetz: Arzt, Phytotherapeut, Psychotherapeut, Chefredakteur der Zeitschrift *Phytothérapie*. Verantwortlicher für Diplomarbeiten an der UFR-SMBH (Universität Sorbonne Paris-Nord).

Die wichtigsten pathologischen Zeichen der Alzheimer-Krankheit

1. Die Studie mit Dr. Vincent Deramecourt, Neurologe am Universitätskrankenhaus Lille. wurde veröffentlicht am 21.9/2019. Forschungsbrief Neurologie Dezember 11, 2020.

Klinedinst, Brandon S. et al: Genetic Factors of Alzheimer's Disease Modulate How Diet is Associated with Long-Term Cognitive Trajectories: A UK Biobank Study. Department of Food Science and Human Nutrition, Iowa State University. *Journal of Alzheimer's Disease*, vol. 78, no. 3, pp. 1245-1257, 2020. Veröffentlicht am 24. November 2020. doi: 10.3233/jad-201058

Hoenig Merle C, Willscheid Niclas, Bischof Gérard N, van Eimeren Thilo, Drzezga Alexander, Alzheimer's Disease Neuroimaging Initiative: Assessment of Tau Tangles and Amyloid-Plaques Among Super Agers Using PET Imaging.

JAMA Netw Open. 2020 Dec 1;3(12):e2028337. doi: 10.1001/jamanetworkopen.2020.28337.

Crane PK, Carle A, Gibbons LE et al.: Neuroimaging Initiative for Alzheimer's Disease. Development and evaluation of a composite score for memory in the Alzheimer's Disease Neuroimaging Initiative (ADNI). *Brain Imaging Behav.* 2012; 6 (4): 502-516. doi: 10.1007/s11682-012-9186-z

Ursachen der Alzheimer-Krankheit

1. Laut Christopher Exley, Professor für Bioanorganische Chemie und Gruppenleiter des Labors für Bioanorganische Chemie an der Keele University, Staffordshire, Großbritannien. Ehrenprofessor am UHI Millennium Institute.

   www.thelancet.com/article/S0140-6736(20)30367-6/fulltext

   pubmed.ncbi.nlm.nih.gov/28159219/

2. www.asef-asso.fr/production/laluminium-ce-metal-qui-nous-empoisonne-la-synthese-de-lasef/

   btlv.fr/aluminium-un-lien-etabli-avec-la-maladie-dalzheimer.html

   scitechdaily.com/alzheimers-disease-linked-to-exposure-to-aluminium (JAD), 13. Januar 2020

   Dementia prevention, intervention, and care: 2020 report of the Lancet Commission. *The Lancet,* Vol. 396, Nr. 10248. Veröffentlicht am 30. Juli 2020.

   Helen Frankish, Richard Horton: Prevention and management of dementia: a priority for public health. The Lancet, Vol. 390, Nr. 10113. Veröffentlicht am 19. Juli 2017.

   Rachael Davies: Gill Livingston: transforming dementia prevention and care. *The Lancet,* Vol. 390, No. 10113 Veröffentlicht l Juli 2017.

   Martin Prince: Progress on dementia—leaving no one behind. The Lancet, Vol. 390, No. 10113 Veröffentlicht am 16. Dezember 2017.

3. Dr. Marc S. Micozzis , bekannter amerikanischer Kardiologe, Anthropologe und Epidemiologe(10. November 2020): Forscher vernachlässigen zwei Hauptrisikofaktoren für die Entwicklung der Alzheimer-Krankheit. www. drmicozzi.com/insiders-cures-suscribers/three-nutrients-can-reverse-alzheimers.

Alzheimer-Protokoll von Dr. Micozzi: Efficacy of Souvenaid in mild Alzheimer's disease: results from a randomized, controlled trial. *Journal of Alzheimer's Disease* 2012; 31 (1) :225-236

learning.omnivisthealth.com/dr-micozzis-complete-alzheimers-cure-conference-call-recordings/

4. www.agevillage.com/actualites/15143-1-guerir-alzheimer-comprendre-et-agir-a-temps-par-le-dr-michael-nehls

5. Dr. Dale Bredesen: Die Alzheimer-Revolution. Das erste Programm, um Demenz vorzubeugen und zu heilen. mvg Verlag 2018.

6. Cao, Chuanhai; Li, Yaqiong; Liu, Hui; Bai, Ge; Mayl, Jonathan; Lin, Xiaoyang; Sutherland, Kyle; Nabar, Neel; Cai, Jianfeng: The potential therapeutic effects of THC on Alzheimer's disease. *Journal of Alzheimer's Disease*, Vol.42, n°3, pp. 973-984,2014 April 29.

Dr. Riona Mulcahy: Overview of Alzheimer's Disease and its treatment: conference 22 July 2015. Alzheimer's Society March 2012.

Jacob W. Vogel , Alexandra L. Young ,Neil P. Oxtoby, ,Ruben Smith, Rik Ossenkoppele , Olof T. Strandberg, Renaud La Joie, Léon M. Aksman, Michel J. Grothe, Yasser Iturria-Medina, Alzheimer's Disease Neuroimaging Initiative, Michael J. Pontecorvo, Michael D. Devous , Gil D. Rabinovici, Daniel C. Alexander, Chul Hyoung Lyoo, Alan C. Evans und Oskar Hansson: Four distinct trajectories of tau deposition identified in Alzheimer's disease Veröffentlicht am 29. April 2021. www.nature.com/articles/s41591-021-01309-6.

Akhondzadeh S et al.: Saffron in the treatment of patients with mild to moderate Alzheimer's disease: a 16-week, randomized and placebo-controlled trial. *J Clin Pharm. Ther.* 2010;35: 581-588.

Chung YK, Heo HJ, Kim EK, Kim HK, Huth TL, Lim Y, Kym SK, Shin DH: Inhibitory effect of ursolic acid purified from origanum majorana (L) reduces the accumulation of bamyloid protein on the acetylcholinesterase, *Mol Cells*. 2001 Apr 30;11(2) :137-43 PMID 11355692.

Heo HJ, Cho HY, Hong B, Kim HK, Heo TR, Kim EK, Kim SK, Kim CJ, Shin

DH: Ursolic acid of origanum majorana (L.) Reduces Abeta-induced oxidative injury. *Mol Cells.* 2020 Feb 28; 13(1) :5-11. PMID 11911474.

Daiki Jimbo et al.: Effect of aromatherapy on patients with Alzheimer's disease.*Psychogeriatrics* Volume 9, Issue 4, pages 173-179, December 2009. doi: 10.1111/j.1479-8301.2009.00299.x

Ghasemzadeh Rahbardar M et al.: Therapeutic effects of rosemary (Rosmarinus officinalis L.) and its active constituents on nervous system disorders Iran J Basic Med Sci . 2020 Sep;23(9):1100-1112. PMID: 32963731-Die Zeitschrift.

Souvenaid, «ein Getränk zur Verbesserung des Gedächtnisses bei Alzheimer-Krankheit), ein Forschungsprogramm, das seit 10 Jahren am Massachusetts Institute of Technology (MIT) durchgeführt und von Nutricia getragen wird. Die 225 Patienten, die an dieser Studie teilnahmen, befinden sich im mittleren Stadium der Krankheit. Bei 40 Prozent der Testpersonen wurde das Kurzzeitgedächtnis verbessert. www.agro-media.fr/actualite/une-boisson-pour-ameliorer-la-memoire-des-malades-dealzheimer-1611.html

Valentin Matyukhin und Polly Ironclad: What is Fulvic and Humic Acids and Their Food Sources. Veröffentlicht: August 2017, aktualisiert März 2021. www.purehimalayanshilajit.com/fulvic-acid/

Tests und Diagnostik

7. Hsieh S, Schubert S, Hoon C, Mioshi E, Hodges JR. Validation of the Addenbrooke III Cognitive Test in Frontotemporal Dementia and Alzheimer's Disease. *Dement Geriatr Cogn Disord.* 2013; 36 (3-4): 242-50.

Noone P. : Addenbrooke's Cognitive Examination-III *Occup Med (Lond)* . 2015; 65 (5): 418-20. 10.1093/occmed/kqv041.

Bruno D, Vignaga SS: Addenbrooke Cognitive Examination III in the Diagnosis of Dementia: A Critical Review. *Neuropsychological Treatment.* 2019 ; 15 : 441-7.

Weston PSJ, Nicholas JM, Henley SMD, Liang Y, Macpherson K, Donnachie E. et al.: Accelerated long-term forgetting in presymptomatic autosomal dominant Alzheimer's disease: a cross-sectional studye. *Lancet Neurol.*

2018; 17 (2): 123-32.

Wilson B, Cockburn J, Baddeley A, Hiorns R. The development and validation of a test battery for detecting and monitoring everyday memory problems J Clin Exp Neuropsychol. 1989; 11 (6): 855-70.

Hertze J, Minthon L, Zetterberg H, Vanmechelen E, Blennow K, Hansson O.: Evaluation of Liquor bio markers as predictors of Alzheimer's disease: a 4.7 years clinical follow-up study. *J Alzheimer's Dis.* 2010; 21 (4): 1119-28.

8. Veröffentlicht im November 2020 im *Journal of Alzheimer's Disease* - amerikanische Studie.

   Bateman RJ, Xiong C, Benzinger TLS, Fagan AM, Goate A, Fox NC, et al.: Clinical and Biomarker Changes in Dominantly Inherited Alzheimer's Disease. *N Engl J Med.* 2012; 367 (9): 795-804 CAS PubMed.

   Hansson O, Zetterberg H, Buchhave P, Londos E, Blennow K, Minthon L.: VAssociation between CSF biomarkers and incipient Alzheimer's disease in patients with mild cognitive impairment: a follow-up study. *Lancet Neurol.* 2006; 5 (3): 228-34.

9. Dr. Marc Micozzi. Veröffentlicht online am 30. Juli 2020 von Lancet Commission Lancet-test. Die anerkannte französische Form ist die MMS-GRECO, die unter www.site-greco.net verfügbar ist.

10. Swati S More, James M Beach, Collin McClelland, Ali Mokhtarzadeh, Robert Vince In Vivo Assessment of Retinal Biomarkers by Hyperspectral Imaging: Early Detection of Alzheimer's Disease. *ACS Chem. Neurosci.*2019, 10, 11, 4492-4501 Veröffentlicht am 11. Oktober 2019.

Behandlung mit medizinischem Cannabis

1. Dr. Fritz-Albert Popp: *Biologie des Lichts: Grundlagen der ultraschwachen Zellstrahlung.* Parey, Berlin 1984.

   Jean-Marie Danze: *Le système MORA ou le rationnel en médecine énergétique.*

   Cyril W Smith und Simon Best: *Electromagnetic Man.*

2. Walther S, Mahlberg R, Eichmann U, Kunz D.: Delta-9-tetrahydrocannabinol

for nighttime agitation in severe dementia. *Psychopharmacology (Berl)* 2006 05; 185(0033-3158; 0033-3158 ;4) :524-8.

Volicer L, Stelly M, Morris J, McLaughlin J; Volicer Bj.: Effects of dronabinol on anorexia and disturbed behavior in patients with alzheimer's disease. *Int J Geriatr Psychiatry* 1997 09; 12 (0885-6230 ;9) :913-9 http://content.iospress.com/articles/journal-of-alzheimer-disease/jad 140093

The Health Effects of Cannabis and Cannabinoids; the current state of evidence and recommendations for research; 2017; US National Academy of Sciences (NAS).

3. Prof. David Schubert: Cannabinoids remove plaque-forming alzheimer's proteins from brain cells. www.salk.edu/nws-release/cannabinoids-remove-plaque-forming- alzheimer-proteins-from-brain-cells Veröffentlicht am 27. Juni 2016.

4. Alzheimer's Research and therapy. ISSN: 17589193. Veröffentlicht von BioMed Central 2010.

5. CBD und Alzheimer, veröffentlicht am 10.2.2020, www swisscannabis.ch/cbd-und-Alzheimer

Jayant S, et al.: Pharmacological benefits of selective modulation of cannabinoid receptor type 2 (CB2) in experimental Alzheimer's disease *Pharmacol Biochem Behav.* 2016 Jan; 140 :39-50.

Shelef A., et al.: Safety and Efficacy of Medical Cannabis Oil for Behavioral and Psychological Symptoms of Dementia: An-Open Label, Add-On, Pilot Study, *J Alzheimers Dis.*2016; 51 (1): 15-9.

Woodward MR, et al.; Dronabinol for the treatment of agitation and aggressive behavior in acutely hospitalized severely demented patients with noncognitive behavioral symptoms, *Am J Geriatr Psychiatry.* 2014 Apr; 22(4): 415-9.

Wu J, et al.: Activation of CB2 receptor system restores cognitive capacity and hippocampal Sox2 expression in a transgenic mouse model of Alzheimer's disease, *Pharmacol. Eur J Pharmacol.* 2017 May 25. Pii: S0014-2999 (17) 30375-8.

4. Epilepsie

1. www.sante-sur-le-net.com, 14. Januar 2020: Dravet-Syndrom und Symptome. Von Charline D., Doktor der Pharmazie .

INSERM, geändert am 1.1.2021: Entdeckung eines Schalter-Gens, das die Krankheit auslöst, *Annals of Neurology.*

INSERM U751 an der Timone in Marseille, Team unter der Leitung von Prof. Christophe Brenard *(Épilepsie et Cognition)* mit dem US-amerikanischen Team Talliez Z. Baram, an der Universität von Kalifornien in Irvine

Kaplan JS, Stella N, Catterall WA, Westenbrock RE: *Cannabidiol attenuates seizures and social deficits in a mouse model of Dravet syndrome. Proc Natl Acad SCI USA.* 2017 Oct 17; 114 (42) :11229-11234.

Elisabeth A Thiele, MD; Eric D Marsh, MD; Jacqueline A French, MD; Maria Mazurkiewicz-Beldzinska, MD; Selim R Benbadis, MD, MD; Charuta Joshi, MBBS et al.: CCannabidiol in patients with seizures associated with Lennox-Gastaut syndrome (GWPCARE4): a randomised, double-blind, placebo-controlled phase 3 trial. *The Lancet* vom 17. März 2018, Band 391, No. 10125, P1085-1096. dx.doi.org/10.1016/S0140-6736(18)30136-3.

Arzimanoglou A, Français J, Blume WT et al.:Lennox-Gastaut syndrome: a consensus approach on diagnosis, assessment, management, and trial methodology. *Lancet Neurol.* 2009; 8: 82-93

Ng Yt, Conry JA, R Drummond, J Stolle, M A Weinberg, OV-1012 Study Investigators: Randomized, phase III study results of clobazam in Lennox-Gastaut syndrome. Neurology. 2011; 77: 1473-1481

Kang HC, Kim YJ, Kim DW, Kim HD: Efficacy and safety of the ketogenic diet for intractable childhood epilepsy: Korean multicentric experience. *Epilepsy.* 2005; 46:272-279

Cersosimo Ro, Bartuluchi M, Fortini S, Soraru A, Pomata H, Caraballo RH: Vagus nerve stimulation: effectiveness and tolerability in 64 paediatric patients with refractory epilepsies. *Epileptic Disord.* 2011 Dec;13(4):382-388.

Kossof EH, Shields WD: Nonpharmacologic care for patients with Lennox-Gastaut syndrome: Ketogenic diets and vagus nerve stimulation. *Epilepsy.* 2014; 55 :29-33

Ibeas Bih C, Chen T, Nunn AV, Bazelot M, Dallas M, Whalley BJ: Molecular Targets of Cannabidiol in Neurological Disorders. *Neurotherapeutics* 12, pages 699-730 (2015).

Schuele SU, Lüders HO: Intractable epilepsy: management and therapeutic alternatives. *The Lancet Neurol. 7*: 514-524 (2008).

Pikänen A, Lukasiuk K: Mechanisms of epileptogenesis and potential treatment targets. *The Lancet Neurol.* Feb 10(2),173-186 (2011)

MR Johnson et al.: Systems genetics identifies Sestrin 3 as a regulator of a proconvulsant gene network in human epileptic hippocampus. *Nat. Commun. 2015 Jan 23;6:6031.*

DC Henshall et al.: MicroRNAs in epilepsy: pathophysiology and clinical utility. *The Lancet Neurol.*15, 1368-1376 (2016)

C. Cava, I. Manna, A. Gambardella, G. Bertoli, I. Castiglioni: Potential Role of miRNAs as Theranostic Biomarkers of Epilepsy. *Mol. Ther. Nucleic Acids* 13, 275-290 (2018). doi: 10.1016/j.omtn.2018.09.008.

Gaston TE, Szaflarski JP: Cannabis for the Treatment of Epilepsy: an Update. *Curr Neurol. Neurosci Rep.* 2018 Sept 8; 18(11) :73.

Perucca E.: Cannabinoids in the Treatment of Epilepsy: Hard Evidence at Last? *J Epilepsy Res.* 2017 Dec 31; 7(2) :61-76.

Vileda LR, Lima IV, Kunsch EB, Pinto HPP, de Miranda AS, Vieira ELM, de Oliveira ACP, Moraes MED, Teixeira AL, Moreira FA: Anticonvulsivant effect of cannabidiol in the pentylenetetrazole model: Pharmacological mechanisms, EEG profile, and brain cytokine levels. Epilepsy Behav: 2017 Okt; 75 :29-35.

Molecular Pharmacology of Phytocannabinoids. In: Kinghorn AD Falk H Gibbons S Kobayashi J Phytocannabinoids Unraveling the Complex Chemistry and Pharmacology of Cannabis sativa.Springer International Publishing Switzerland 2017. 201 :61 – 101.

Cunha JM, Carlini EA, Pereira AE, Ramos OL, Pimentel C, Gagliardi R, Sanvito WL, Lander N, Mechoulam R.: Chronic administration of cannabidiol to healthy volunteers and epileptic patients. *Pharmacology,* 1980; 21 (3): 175-85.

Andrew J. Hill, C.M. Williams, B.J. Whalley, and G.J. Stephens: Phytocannabinoids as novel therapeutic agents in CNS disorders. *Pharmacology and Therapeutics* 133, Nr. 1 (2012): 79-97.

J. Russell Reynolds,. On the therapeutical uses and toxic effects of cannabis indica» - Lancet 135, Nr. 3473 (1890) :637-38.

Michael Backes, Spezialist für Cannabiswissenschaft, aktives Mitglied des CBD-Projekts, in seinem Buch *Cannabis als Medizin: Ein praktischer Leitfaden für den medizinischen Einsatz der Hanfpflanze* (Kopp Verlag 2016)

EA Carlini, JM Cunha: Hypnotic and Antiepileptic Effects of Cannabidiol. *J Clin Pharmacol.* 1981 Aug-Sep;21(S1):417S-427S.. PMID: 7028792. doi 10.1002/j.1552-4604. 1981.tb02622.x.

Reddy DS: The usefulness of cannabidiol in the treatment of refractory epilepsy. Clin Pharmacol Ther. 2017 Feb;101(2):182-184. doi: 10.1002/cpt.441. Epub 2016 Sep 29.

Farrelly AM, Vlachou S, Grintzalis K.: Effectiveness of phytocannabinoids in the treatment of epilepsy: new approaches and recent progres. Int J Environ Res Public Health. 2021 Apr 10;18(8):3993. doi: 10.3390/ijerph18083993.

Sholler DJ, Schoene L, Spindle TR:Therapeutic Efficacy of Cannabidiol (CBD): a Review of the Evidence From Clinical Trials and Human Laboratory Studies *Curr Addict Rep.* 2020 September; 7(3): 405-412. doi:10.1007/s40429-020-00326-8 Online 25 Jul.2020. PMID:33585159

Patientengeschichten

Michal Tzadok et al.: CBD-enriched medical cannabis for intractable pediatric epilepsy: The current Israeli experience. doi: 10.1016/j.seizure.2016.01.004. Online veröffentlicht am 6.1.2016.

5. Multiple Sklerose

1. Koch, M., Mostert, J., Heersema, D, De Keyser, J. Tremor in multiple sclerosis. *J.Neurol.*254, 133-145 (2007).

   Clifford, DB: Tetrahydrocannabinol for tremor in multiple sclerosis. *Ann. Neurol.* 13,669-671 (1983).

   Baker, D.et al.: Cannabinoids control spasticity and tremor in a multiple sclerosis model. *Nature*. 2000 Mar 2;404(6773):84-7. doi: 10.1038/35003583.

   Meinck, HM, Schonle, PW & Conrad, B. Effect of cannabinoids on spasticity and ataxia in multiple sclerosis *J. Neurol.*236, 120-122 (1989)

2. Hypothèses mécaniques majeurs de la SEP selon M. Salou et al. «Adaptative immunity and pathophysiology of multiple sclerosis». *La Revue de médecine interne* vol 34, n°8(2013) pages 479-486 INSERM U1064.

   Dr. Clarisse Carra-Dalliére, Neurologin Universitätsklinik Montpellier, Dozentin Medizinisches Cannabis im Jahr 2021.

3. Von der Assistance Public-Hôpitaux de Paris organisierte Vergleichsgruppe: www.inserm.fr/thematiques/neurosciences-sciences-cognitives-neurologie-psychiatrie/informationsdossiers/sclerose-en-plaques-sep.

   Die Website der Association Française de la Sclérose en Plaques: afsep.fr

4. Jacob Miguel Vigil, Marena A. Montera, Nathan S. Pentkowski, Jegason P. Diviant, Joaquim Orozco, Anthony L. Ortiz, Lawrence J. Raël und Karin N. Westlund: The Therapeutic Effectiveness of Full Spectrum Hemp Oil Using a Chronic Neuropathic Pain Model. *Life* 2020, 10(5), 69; doi.org/10.3390/life10050069

Zukunftsaussichten und Forschung

1. www.pubmd.ncbi.nlm.nih.gov/29941868/

   Acta Pharmacol Sin 2019 März; 40 (3): 300-308. doi: 10.1038 / s41401-018-0031-.

2. Alyssa S Laun, Sarah H Shrader, Kevin J Brown et al.: GPR3, GPR6, and GPR 12 as novel molecular targets: their biological functions and interaction with cannabidiol- PMID: 29941868 PMCID: PMC6460361 doi: 10.1038 / s41401-018-0031-9.

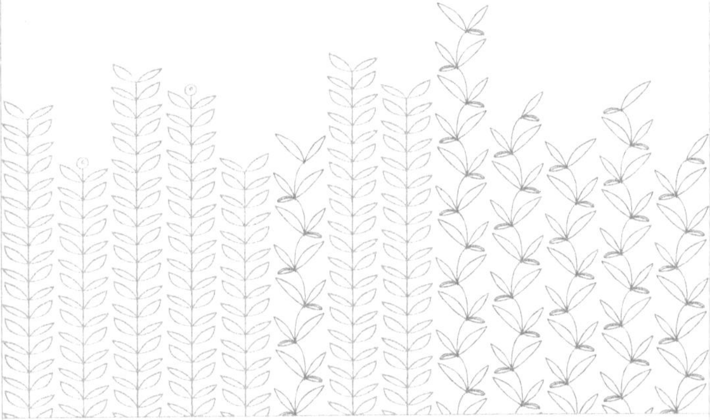